पेट शरीर का महत्वपूर्ण अंग है। पेट की खातिर ही हममें से अधिकांश लोग क्रियाशील रहते हैं, नौकरी, व्यापार करते हैं। पेट से जुड़ी एक क्रिया है 'भूख'। भूख का अहसास मस्तिष्क द्वारा कराया जाता है किन्तु खाना पेट में ही जाता है।

लेकिन इस पुस्तक में हम पेट की बीमारियों व उनके उपचार के बारे में अधिक चर्चा करेंगे। पेट व पाचन से जुड़े अंग तो मुंह से ही शुरू हो जाते हैं। मुंह की लार भोजन के कार्बोहाइड्रेट्स को पचाने के लिए आवश्यक होती है। फिर यहां से ग्रास नली (ईसोफेसस) में होते हुए भोजन आमाशय (पेट) में पहुंचता है। वास्तव में जिसे हम पेट कहते हैं वह आमाशय ही होती है।

पेट के रोग

डॉ० राजीव शर्मा
बी०एच०एम०एस०, एम०डी०
पी०जी०एन०डी०, डी०वाई०टी०एच०, पी०जी०जे०एम०सी०
–सम्पादक, स्तम्भ लेखक, विचारक, साहित्यकार,
सलाहकार—होमियोपैथी, योग, प्राकृतिक चिकित्सा व वैकल्पिक चिकित्सा
एक्यूप्रैशर परामर्शदाता

डायमंड बुक्स

ISBN : 81-7182-717-9

प्रकाशक : **डायमंड पॉकेट बुक्स (प्रा.) लि.**
X-30, ओखला इंडस्ट्रियल एरिया, फेज-II
नई दिल्ली-110020
फोन : 011-41611861
फैक्स : 011-41611866
ई-मेल : sales@diamondpublication.com
वेबसाइट : www.dpb.in

संस्करण : 2014

लेजर टाइपसैटिंग : प्रिंटलाइन कम्प्यूटर्स
मुद्रक : आदर्श प्रिंटर्स, शाहदरा, दिल्ली - 32

PET KE ROG
By: Dr. Rajeev Sharma

सादर समर्पण

देवों के देव

"अग्नि देव" को

साष्टांग नमन

कृपा करें प्रभु

धन-धान्य से परिपूर्ण रखें।

लेखक परिचय

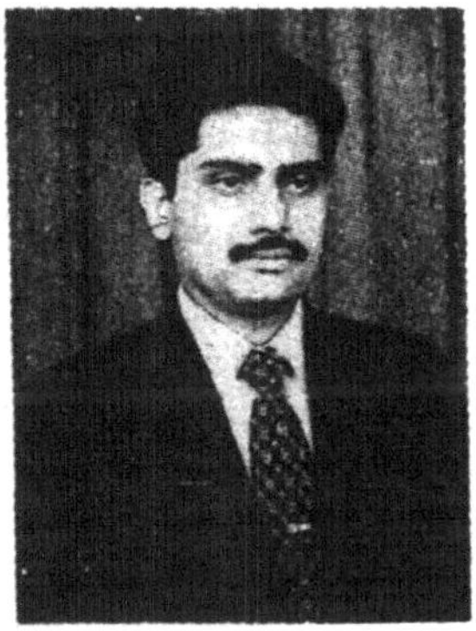

मात्र 31 वर्ष की अल्पायु में 40 (चालीस) से अधिक, स्वास्थ्य के लिए उपयोगी पुस्तकों के रचयिता डॉ० राजीव शर्मा होमियोपैथी, योग, प्राकृतिक चिकित्सा व एक्यूप्रैशर विशेषज्ञ हैं।

अब तक 600 से अधिक लेख देशभर के विभिन्न समाचार पत्र–पत्रिकाओं में लिख चुके डॉ० राजीव शर्मा कई समाचार पत्र–पत्रिकाओं में सम्पादकीय सलाहकार हैं। आप विश्वविख्यात पत्रिका "एशियन होमियोपैथिक जर्नल" के सम्पादक मंडल के सदस्य भी हैं।

अनेक होमियोपैथिक व आयुर्वेदिक औषधि निर्माता कम्पनियों में सलाहकार डॉ० राजीव शर्मा की आकाशवाणी से अनेक स्वास्थ्य वार्ताएं प्रसारित हो चुकी हैं।

आप राष्ट्रीय स्तर पर "नशा मुक्ति व एड्स जागृति" अभियान से जुड़े हैं। अनेक राष्ट्रीय संस्थाओं से जुड़े डॉ० राजीव शर्मा की लेखनी अविरल प्रवाहित हो रही है। प्रकाशक की ओर से भारत माँ के इस दैदीप्यमान सितारे को हार्दिक बधाई व शुभकामनाएँ।

[उल्लेखनीय है कि "विश्व स्वास्थ्य संगठन" (WHO) का स्थापना दिवस 7 अप्रैल ही डॉ० राजीव शर्मा का भी जन्म दिवस है।]

प्रस्तावना

भारतवर्ष में सर्वाधिक रोगी पेट के ही मिलते हैं। यहां की अव्यवस्थित दिनचर्या, खान–पान में लापरवाही, वसा का अधिक इस्तेमाल आदि कारणों से पेट के रोगी बहुतायत में मिलते हैं।

पेट शरीर का महत्त्वपूर्ण अंग भी है, क्योंकि पेट की खातिर ही आदमी कमाने में रुचि लेता है।

पेट से जुड़ी ही पाचन–क्रिया और यह क्रिया मुंह से ही शुरू हो जाती है। मुंह से लेकर गुदा तक के अंधिसख्य पेट–विकारों को प्रस्तुत पुस्तक में शामिल किया गया है। उम्मीद करता हूं कि पुस्तक पाठकों को पसंद आएगी।

किसी भी प्रकार की जानकारी के लिए जवाबी पत्र डाल सकते हैं।

प्रस्तुत पुस्तक को सर्वाधिक ओजस्वी देव **'अग्निदेव'** को समर्पित करते हुए मुझे हार्दिक प्रसन्नता हो रही है। अग्निदेव की महत्ता व प्रचण्डता से सभी वाकिफ हैं। मैं उन्हें साष्टांग नमन करता हूं।

सधन्यवाद, सादर

14 जनवरी, 1999 — *–डॉ. राजीव शर्मा*

मकर संक्रान्ति

आभार

★ **श्री सत्येन्द्र नाथ मिश्र**
मुख्य विकास अधिकारी (वरिष्ठ पी०सी०एस० ऑफीसर), फर्रुखाबाद (उ०प्र०)

★ **श्री सुवर्धन**
वरिष्ठ पी.सी.एस. अधिकारी

★ **डॉ० रवीन्द्र शर्मा**

वरिष्ठ आयुर्वेदिक चिकित्सक, बुलन्दशहर

★ **श्री अनिल कुमार शर्मा**
डायमण्ड पॉकेट बुक्स, नई दिल्ली

★ **श्री नीरज गुप्ता**
(पिटीशन राइटर कलेक्ट्रेट, बुलन्दशहर)

★ **सिंह इलेक्ट्रोस्टेट**
(डी०ए०वी० कॉलेज, तिराहा, बुलन्दशहर)

★ **अम्बिका फोटोज़**
(पालिका बाज़ार, शिवपुरी, बुलन्दशहर)

सभी का कोटिशः आभारी हूं।

—डॉ० राजीव शर्मा

भूमिका

26-1-99
जयपुर

आ० डॉ० राजीव शर्मा जी,
प्रणाम,

आपकी पुस्तक ''पेट रोगों की चिकित्सा'' की मूल पाण्डुलिपि देखी। आपकी पूर्व प्रकाशित कई पुस्तकें भी मैंने पढ़ी हैं। स्वास्थ्य जागरूकता की दिशा में आप अपनी लेखनी का अच्छा प्रयोग कर रहे हैं।

प्रस्तुत पुस्तक में आपने सरल भाषा–शैली में कब्ज़, पेट–दर्द, अल्सर, गैस, पेचिश आदि के बारे में तो बताया ही है, आधुनिक 'एण्डोस्कोपी' निदान विधि के बारे में भी बताया है। पुस्तक बहुत उपयोगी है। वैसे भी, भारतवर्ष में पेट के रोगियों की बहुतायत है। उम्मीद है, पुस्तक से पाठकगण लाभान्वित होंगे। आपके इस सद्कार्य के लिए पुनः शुभकामनाएं।

सादर

विज़ी अग्रवाल
वरिष्ठ अधिवक्ता
राजस्थान हाईकोर्ट
106, केशव विहार
जयपुर (राजस्थान)

विषय सूची

पेट के महत्त्वपूर्ण कार्य

पेट शरीर का महत्त्वपूर्ण अंग है। पेट की खातिर ही हममें से अधिकांश क्रियाशील रहते हैं, नौकरी–व्यापार करते हैं। पापी पेट क्या–क्या नहीं कराता। जो लोग बेराज़गार हैं वे पेट की खातिर चोरी–डकैती करते हैं और जिन लोगों का पेट भरा हुआ है वे लोग अधिक खाने या अनियमित दिनचर्या के कारण विभिन्न व्याधियों से ग्रसित रहते हैं।

पेट की खातिर मज़दूर अपना पसीना बहाता है तो नेता राष्ट्र का गला काटता है। जल्लाद, कानूनी रूप से सज़ा पाए लोगों को फांसी पर लटका देता है तो अधिकारी कमीशन खोरी/रिश्वतखोरी में डूबा रहता है। सब कुछ पापी पेट की खातिर होता रहता है।

पेट से ही जुड़ी एक क्रिया है "भूख"। भूख का अहसास मस्तिष्क द्वारा कराया जाता है किन्तु खाना पेट में ही जाता है। पेट में खाना पहुंचने के लगभग बीस मिनट बाद मस्तिष्क को पेट भरा होने का अहसास होता है।

भूख भी तरह–तरह की होती है। कुछ लोगों को ज्ञान की भूख होती है तो कुछ को सैक्स की भूख होती है। परन्तु पेट की आग (भूख) सभी भूखों पर भारी होती है।

यहां हम पेट की बीमारियों व उनके उपचार के बारे में अधिक चर्चा करेंगे।

पेट व पाचन से जुड़े अंग तो मुंह से ही शुरू हो जाते हैं। मुंह की लार भोजन के कार्बोहाइड्रेट्स को पचाने के लिए आवश्यक होती है। फिर यहां से ग्रास नली (ईसोफेगस) में होते हुए भोजन आमाशय (पेट) में पहुंचता है। वास्तव में जिसे हम पेट कहते हैं, वह आमाशय ही होता है।

पेट के अन्य अंगों में ड्यूओडिनम, छोटी आंत, बड़ी आंत, मलाशय, गुदा, यकृत (लिवर), पित्ताशय (गाल ब्लैडर) व अग्न्याशय (पैंक्रियाज़) आदि

प्रमुख अंग होते हैं। पुस्तक के प्रारम्भ में एक चित्र द्वारा पाचन पेट के सभी अंगों को दर्शाया गया है।

पेट (आमाशय) का प्रमुख कार्य भोजन को पीसकर उसके रसों व उसकी शक्ति को लिवर की रक्त वाहिका द्वारा शरीर के रक्त में घोल देना है, जिससे सभी अंग अपना पोषण ग्रहण करते हैं। पेट, आंत, ग्रहणी (ड्यूओडिनम) की कार्य–प्रणाली को जानने के साथ ही मुंह, दांत, लिवर, इसोफेगस (ग्रास नली) आदि के बारे में जानना भी आवश्यक है।

पाचन से जुड़े अंग

मुख व जिह्वा

मानव शरीर का पोषण करने के लिए मुख एक द्वार है, ऐसा द्वार जिसके रास्ते से भोजन हमारे शरीर में प्रवेश करता है। भोजन का स्वाद हमें जीभ से मिलता है। खाना कितना गरम, ठंडा, कड़वा, तीखा या मसालेदार है, इसका अहसास जिह्वा ही कराती है। यह एक अति संवेदनशील अंग है। भोजन की गुणवत्ता के अलावा यह हमारे बोलने के लिए भी आवश्यक है। स्वस्थ जिह्वा का रंग गुलाबी होता है और वह एकदम साफ नज़र आती है। बहुत ठंडा, गरम, या मंसालेदार भोजन जिह्वा की उक्त शक्तियों को कम कर देता है। कटी–फटी या छालेदार जिह्वा कष्टकारक होती है।

मुख व जिह्वा पर होने वाले छाले खान–पान की अनियमितता व पेट की गड़बड़ी का द्योतक होते हैं। जिह्वा देखकर कई रोगों की पहचान की जाती है। पेट के अनेक रोगों में जीभ पर छालों के अलावा सफेद/पीले मैल की पर्त भी चढ़ जाती है।

मुख व जिह्वा के रोगों में जिह्वा का कैंसर सर्वाधिक भयानक होता है। गाल व होंठ के नीचे भी घाव हो सकते हैं। इसका कारण अधिक गरम व मसालेदार भोजन, तम्बाकू, खैनी, गुटखा सेवन ही अधिक होते हैं।

एड्स रोगियों में भी मुंह के अंदर घाव व छाले हो जाते हैं।

मदिरा, मांस व धूम्रपान भी मुख तथा जिह्वा के रोगों को बढ़ावा देते हैं।

मुख में लार का स्राव करने के लिए पैरोटिड, सबलिंग्युअल व सब मैण्डीबुलर ग्रंथियां होती हैं। लार में कार्बोहाइड्रेट तत्त्वों को पचाने की क्षमता

होती है। लार एकदम पारदर्शी, चिकना द्रव होता है, जिसका स्राव मुख में जिह्वा के नीचे हर समय होता रहता है। मुख-जिह्वा, पेट व फेफड़ों के रोगों में लार का रंग बदल सकता है।

दांत और मसूढ़े

स्वस्थ मनुष्य के जबड़े में कुल बत्तीस दांत होते हैं। सोलह नीचे के व सोलह ऊपर के जबड़े में होते हैं। स्वस्थ दांत मज़बूती से जबड़ों में फंसे रहते हैं। दांतों का प्रमुख कार्य भोजन को टुकड़ों में बांटकर, मुंह में ही उसको बारीक कर देना होता है, जिससे कि पेट में भोजन का पाचन सुचारु रूप से हो सके।

मसूढ़े और दांत के रोग एक-दूसरे से जुड़े होते हैं। दांतों की प्रमुख समस्या दंत-क्षय (दांतों में कीड़ा लगना) होती है। यह भोजन के बाद ठीक ढंग से दांतों की सफाई न करने व चिपचिपे मीठे पदार्थों (जैसे आइसक्रीम, चॉकलेट, टॉफी आदि) के अधिक सेवन के कारण होता है। इसी प्रकार बैक्टीरिया के संक्रमण से मसूढ़ों के रोग और पायरिया तक हो सकता है। पायरिया के बैक्टीरिया खाने के साथ पेट व आंतों तक पहुंचकर कई रोग पैदा कर सकते हैं।

यदि मसूढ़े कमज़ोर पड़ जाएं या स्थान छोड़ दें तो दांत भी अपने सॉकेट में ढीले पड़ जाते हैं। दंत-क्षय के अलावा दांतों के आकस्मिक हिलने से भी दांतों का दर्द होता है। इसके अलावा अधिक गरम-ठंडा खाना-पीना करने से भी दांतों की संवेदनशीलता बढ़ जाती है और दांत दर्द करने लगते हैं।

मसूढ़े कमज़ोर होने पर उनकी दांतों पर पकड़ कमज़ोर होने लगती है। दांतों में दर्द, खून और पीव निकलना, मुख से बदबू आना व भोजन चबाने या कुछ भी निगलने में कठिनाई होने लगती है। दांत के दर्द के कारण कान, नाक, आंख व चेहरे पर भी दर्द होने लगता है।

दांत हमारी पाचन-व्यवस्था के द्वार हैं, क्योंकि सबसे पहले भोजन का मुंह में सम्पर्क दांतों से ही होता है। स्वस्थ दांत व मसूढ़े तभी रह सकते हैं, जब हम दिन में दो बार ब्रुश अवश्य करें (ब्रुश के रेशे मुलायम हों), कुछ भी खाने के बाद कुल्ला अवश्य करें और दांतों में कोई भी अन्नकण चिपका या फंसा न रहने दें (दांतों से अन्नकण निकालने के लिए लकड़ी की टूथप्रिक का इस्तेमाल करें), सप्ताह में दो बार नमक व शुद्ध

सरसों के तेल की मसूड़ों पर मालिश अवश्य करें और कोई भी परेशानी होने पर योग्य दंत विशेषज्ञ से अवश्य ही परामर्श करें।

भोजन के बाद अमरूद, गाजर, सौंफ जैसी वस्तुएं खानी चाहिए जो दांतों के बीच छिपे अन्नकणों को तो बाहर निकालती ही हैं, दांतों का उचित व्यायाम भी कराती हैं और शरीर को रेशा भी उपलब्ध होता है, जो पेट में मल इकट्ठा नहीं होने देता और कब्ज़ होने से रोकता है। साथ ही विभिन्न आवश्यक विटामिन तथा खनिज तत्त्व भी शरीर को मिलते रहते हैं।

जो लोग पान, तम्बाकू, गुटका, खैनी, बीड़ी--सिगरेट आदि का प्रयोग करते हैं, उनके दांत काले, धब्बे युक्त व रोग ग्रस्त हो जाते हैं। ऐसी वस्तुओं के प्रयोग से मुख, जिह्वा, गले व गाल का कैंसर हो जाता है। मुख की मांसपेशियों में कड़ापन आ जाने से भोजन को मुंह में डालने में कठिनाई होती है।

जब भी भोजन करें, प्रत्येक ग्रास (गस्से) को भली प्रकार धीरे–धीरे चबाएं। खाने को जल्दी–जल्दी बिना चबाए खाने से उसका तरलीकरण नहीं होता जिस कारण भोजन के टुकड़ों को पचाने में हमारे पाचन तंत्र को अधिक कार्य करना पड़ता है। पाचन तंत्र के अनेक रोग भी हो जाते हैं।

भोजन को धीरे-धीरे चबाकर खाने से उसमें पर्याप्त मात्रा में लार घुलती रहती है। इस प्रकार भोजन के प्रत्येक गस्से के साथ लार पेट में पहुँचती है। लार अपने--आपमें एक पाचक रस है जो चबाए भोजन को नरम और तरल करने में योगदान देती है। इसी प्रकार अधिक चबाने से दांतों का भी अच्छा व्यायाम हो जाता है। पेट के विकारों से बचने के लिए भोजन का भली प्रकार पचना उचित रसों का सम्मिश्रण और रस, रक्त, मज्ज़ा का उचित निर्माण होना चाहिए।

यकृत (लिवर) व गाल ब्लैडर (पित्ताशय)

इसका एक अन्य पर्यायवाची जिगर भी होता है। यह शरीर का सबसे बड़ा अंग है, जिसका वज़न तीन से चार पाउंड के लगभग होता है। यह वक्ष के डायफ्राम के नीचे दाईं ओर स्थित होता है, जिसे चिकित्सकीय भाषा मे राइट हाइपोकार्डियक रीज़न कहते हैं। इससे पित्ताशय जुड़ा होता है जिसकी नलियां इकट्ठी होकर यकृतीय नलिका से मिल जाती हैं। यह नलिका ग्रहणी (ड्यूओडिनम) तक पित्त पहुंचाती है। पित्त एक पीले रंग

का तरल पदार्थ होता है जिसमें श्लेष्मा, जल और विशेष लवण (पित्त-लवण) का मिश्रण होता है। भोजन को पचाने में पित्त की अहम भूमिका रहती है। पित्त, वसा और तेलों का विघटन करके छोटी-छोटी बूंदों में बदल देता है।

यकृत में यदि पित्त बनता रहे और भोजन के पाचन में प्रयुक्त न हो पाए तो पित्त जमा होता रहता है और पित्त की थैली में एकत्र होकर पित्त-पथरी का रूप धारण कर लेता है। खपत से अधिक पित्त का उत्पादन और शरीर द्वारा उसका पर्याप्त उपयोग न कर पाना या पित्त पथरी होने पर पित्त का मार्ग अवरुद्ध होने पर पीलिया रोग होने की सम्भावना बढ़ जाती है।

पित्त का अबाधित प्रवाह यदि छोटी आंत तक न हो सके तो पाचन क्रिया में तेज़ाबी अंश बढ़ जाता है। इस कारण शरीर में गर्मी की मात्रा बढ़ जाती है। इस कारण पेट के अनेक विकार हो सकते हैं, गैस बनने लगती है, स्त्रियों में प्रदर हो सकता है और पुरुषों में नपुसकंता हो सकती है। इस असंतुलन के कारण पेट (आमाशय) व आंतों में घाव हो सकते हैं, आंखों की ज्योति क्षीण हो सकती है, बाल सड़ने लगते हैं और पीलिया रोग होने के कारण अनेक जटिलताएं हो जाती हैं। स्वभाव में भी चिड़चिड़ापन आ जाता है।

इसके अलावा जिगर कार्बोहाइड्रेट्स, प्रोटीन, वसा, लोहा व विटामिनों को शरीर के लिए उपयोगी बनाने का कार्य करता है। आवश्यकतानुसार लिवर, इन तत्त्वों को शरीर के विभिन्न अंगों तक पहुंचाता है। जिगर अपने अन्दर इस प्रकार वसा संचित रखता है कि वह शरीर को शक्ति तथा उष्णता प्रदान कर सके।

इसके अलावा जिगर शुगर क़ो भी अपने में एकत्रित रखता है और जब भी शरीर को उसकी आवश्यकता होती है तो उसकी पूर्ति जिगर ही करता है।

रक्त का थक्का बनने के लिए आवश्यक प्रोथ्राम्बिन व फाइब्रिनोजन का निर्माण जिगर (यकृत) ही करता है। यह रक्त प्रवाह में शामिल होने वाले अनेक हानिकारक तत्त्वों को भी नष्ट करता है।

बीड़ी-सिगरेट, शराब, तेज़ मसाले, मांसाहारी भोजन, मछली, अंग्रेजी और्षधियों की अधिकता, हानिकर दवाओं का प्रयोग, अधिक तला चिकनाई युक्त भोजन करने से यकृत पर बुरा प्रभाव पड़ता है।

यकृत के रोगों में पीलिया, सिरहोसिस (यकृत का सिकुड़ना) सूजन, कैंसर आदि प्रमुख हैं।

यकृत की कमज़ोरी के कारण मानसिक अंसतुलन, स्मरण-शक्ति कम होना, दाढ़ी-मूंछों के बाल गिरना, पेट फूलना आदि रोग हो सकते हैं।

यकृत के विकारों के कारण पैरों में सूजन, रक्त की कमी, थोड़ा परिश्रम करने पर सांस फूलना, हिचकी, मुंह में पानी भर आना, खट्टी डकारें आना, छाती में जलन आदि रोग हो सकते हैं।

पित्ताशय

मांसपेशियों का तंग मुंह वाला पित्त का थैला, जिसका आकार नाशपाती के समान होता है। यह लिवर के दाहिने भाग से जुड़ा रहता है।

यकृत से पित्त निकलकर कुछ भाग पित्ताशय में जमा हो जाता है। यहां से यह पित्त गाढ़ा होकर सामान्य पित्त वाहिनी द्वारा ड्यूओडिनम (छोटी आंत) के मुंह पर आ जाता है। छोटी आंत में पहुंचकर पित्त वसा को पाचन योग्य बनाता है।

पित्ताशय के प्रमुख रोगों में पित्त की थैली की पथरी व सूजन है।

आमाशय (पेट)

मुंह का चबाया हुआ भोजन ग्रासनली के द्वारा आमाशय तक पहुंचता है। आमाशय की बनावट मशक (तुम्बी) के आकार की होती है। ऊपर यह पतली नली की भांति और नीचे चौड़े थैले के आकार का होता है। इस थैली में आकर भोजन अच्छी तरह पिसता है व आमाशय की दीवारों से पाचक रस निकलता है, जो भोजन को अम्लीय कर देता है। यहां भोजन पतली लेई की तरह हो जाता है। इसके बाद भोजन थोड़ा-थोड़ा करके ग्रहणी में जाता है जिसे पक्वाशय कहते हैं। यहां ग्रहणी (ड्यूओडिनम) से स्रावित रस में मौजूद विभिन्न एंजाइमों के मिलने से भोजन कुछ क्षारीय प्रकृति का हो जाता है। ग्लूकोज़ व वसा का पाचन हो जाता है तथा यहीं पर अग्न्याशय से अग्न्याशय रस व पित्ताशय से पित्त वाहिनी द्वारा पित्त रस मिल जाता है। यहां से भोजन छोटी आंत में जाता है।

आंतें

छोटी आंत पतली नली के आकार की होती है। इसकी लम्बाई लगभग

20 फुट होती है। गोलाई लगभग पौन इंच होती है। यह अन्दर से खोखली नली होती है, जिसके ऊपर एक पतली झिल्ली चढ़ी होती है जिसे पेरिटोनियम कहते हैं। यह आंत पीठ के पास चिपकी रहती है। इसकी भीतरी दीवार तंतुओं व पट्ठों से बनी होती है। छोटी आंत में मस्तिष्क से फैले स्नायुओं की शाखाओं और रक्त संचार करने वाली वाहिनियों का जाल फैला हुआ है। आंत की भीतरी झिल्ली को म्यूकस मेम्ब्रेन कहते हैं। इस झिल्ली में छोटे-छोटे से छल्ले बने होते हैं। इनकी मदद से आंतों में पेरिस्टेलटिक मूवमेंट्स होते हैं, जिससे भोजन खिसकता हुआ धीरे-धीरे नीचे जाता है। म्यूकस मेम्ब्रेन (श्लेष्मा कला) इस भोजन का रस चूसती रहती है।

म्यूकस मेम्ब्रेन में एक प्रकार का रस पैदा होता है जो भोजन के रस को हज़म करने और आंत को उसको चूस लेने में सहायता करता है। भोजन को शक्ति देने वाले अंश जो पतले हो चुके होते हैं, यह आंत उसको चूस लेती है तथा बेकार भोजन को नीचे खिसकाती जाती है। इस प्रकार बड़ी आंत के तीन भाग होते हैं–

1. आरोही वृहदांत्र, 2. अनुप्रस्थ वृहदांत्र, 3. अवरोही वृहदांत्र

इन आंतों के सिरों पर ऐसे कपाट लगे होते हैं जो भोजन को नीचे तो जाने देते हैं, ऊपर नहीं आने देते।

बड़ी आंत इस बचे अंश से पानी सोख लेती है, जिससे यह मल (पाखाने) की शक्ल में आ जाता है। बड़ी आंत में होने वाली गति के कारण मल यहां से मलाशय (Rectum) में पहुंच जाता है। यह लगभग 8-10 इंच लम्बा होता है। इसके अंतिम सिरे को गुदा कहते हैं, जिससे मल बाहर निकलता है।

गुदा द्वार पर एक संरचना होती है, जिसे वाह्य गुदा अवरोधनी कहते हैं। यह हर समय सिकुड़ा रहता है। मल त्याग करते समय यह सरंचना मांसपेशियों के चौड़ा हो जाने के कारण ढीली हो जाती है।

खाना खाने से लेकर मलत्याग तक की इस सम्पूर्ण प्रक्रिया को ही पाचन-प्रणाली कहते हैं।

अग्न्याशय (पैंक्रियाज़)

यह उदरगुहा में बाईं तरफ स्थित दोहरी ग्रंथि होती है। इसका एक भाग पाचक रस बनाता है और दूसरा भाग इंसुलिन नामक उत्तेजक रस

बनाता है। इसका वज़न एक वयस्क व्यक्ति में लगभग 90 ग्राम और चौड़ाई 6-8 इंच तक होती है। इसका दूसरा भाग एंडोक्राइन भाग कहलाता है। यह भाग लैंगरहैंस आइलेट्स नामक कोशिकाओं से बना होता है। यहीं इंसुलिन का निर्माण होता है।

इंसुलिन शर्करा को ग्रहण करने में सहायता करता है और शरीर में शर्करा की मात्रा को नियंत्रित करता है। जब किसी कारण वश इंसुलिन पर्याप्त मात्रा में नहीं बनता तो रक्त में शर्करा की मात्रा ज़्यादा हो जाती है जो कि गुर्दों की कार्यक्षमता से अधिक होती है। फलस्वरूप यह अधिक मात्रा मूत्र द्वारा शरीर से बाहर जाने लगती है। इसे ही मधुमेह कहते हैं।

यह रोग आनुवंशिक हो सकता है। मोटापा, मानसिक तनाव व संक्रामक रोगों के कारण यह रोग बढ़ जाता है।

मधुमेह के नियंत्रण के लिए यह आवश्यक है कि अनावश्यक खान-पान से बचें, व्यायाम, योगाभ्यास करते रहें और समय-समय पर रक्त की जांच तथा चिकित्सक से परामर्श करते रहें। वसा का पाचन कठिन होता है, अतः वसा के प्रयोग से बचें और निर्धारित कैलोरी से अधिक भोजन न करें।

पाचन तंत्र के प्रमुख रोग

पाचन तंत्र के प्रमुख रोग इस प्रकार हैं—

- आमाशय का अल्सर (घाव)
- ग्रहणी (ड्यूओडिनम) का अल्सर (घाव)
- पेट का दर्द
- कोलन (आंतों) की सूजन व घाव
- आंतों में रुकावट
- अपेण्डिक्स में दर्द व सूजन (अपेण्डिसाइटिस)
- भूख न लगना, वज़न गिरना
- उल्टी होना
- दस्त, पेचिस होना
- कब्ज़ रोग
- बवासीर, भगन्दर
- हिचकी होना, खट्टी डकारें आना
- नाभि चक्र का अपने स्थान पर न रहना

इसके अलावा भी कई पेट रोग होते हैं, किन्तु उपर्युक्त रोगों की ही अधिकता होती है। यकृत, पित्ताशय व अग्नाशय के रोग भी पाचन तंत्र के रोगों में शामिल होते हैं।

संतुलित और पौष्टिक आहार

आहार हमारे जीवन का आधार है जिस पर शरीर की समस्त क्रियाएं निर्भर करती हैं और पेट रोग तो विशेष रूप से होते ही आहार के असंतुलन के कारण हैं। अन्न, तन और मन का अभिन्न सम्बन्ध होता है। स्वस्थ शरीर में ही स्वस्थ मन का वास होता है। शरीर को स्वस्थ रखने के लिए भोजन की गुणवत्ता व संतुलित मात्रा आवश्यक है।

भोजन देश, व्यक्ति की प्रकृति और ऋतु (मौसम) के अनुरूप होना चाहिए। सभी खाद्य–पदार्थ प्रकृति की जलवायु, धरती की गुणवत्ता व प्रकृति द्वारा प्रदत्त वायु तथा जल के अनुसार ही उपजते हैं। जो लोग एक विशेष क्षेत्र में रहते हैं, उनके लिए सर्वोत्तम भोज्य पदार्थ वही होंगे, जो उस क्षेत्र की धरती या राज्य में प्रमुख रूप से उपजते हैं। कहावत है—जैसा देश वैसा भेष। अर्थात् आप जहां भी जाते हैं, वहीं के रीति–रिवाज़, वस्त्र, भोजन, जल का प्रयोग करें तो बहुत से रोगों से मुक्ति मिल सकती है।

संतुलित व पौष्टिक भोजन क्या है?

रोज़ाना के भोजन में नीचे लिखे पौष्टिक तत्त्वों का समावेश होगा तो उसे संतुलित भोजन कहा जाएगा।

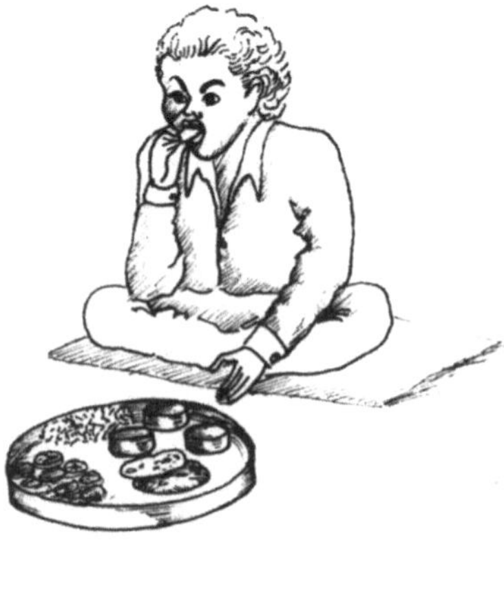

* कार्बोहाइड्रेट
* प्रोटीन
* वसा (चिकनाई)
* खनिज़ पदार्थ
* हरी सब्ज़ियां
* मौसमी फल
* दूध तथा दूध से बने पदार्थ
* आवश्यक विटामिन व रेशेदार पदार्थ
* शुद्ध जल

प्रोटीन : इसका कार्य है शरीर में ऊतकों, मांसपेशियों और रक्त जैसे महत्त्वपूर्ण तत्त्वों का निर्माण एवं मरम्मत, संक्रमण का सामना करने के लिए एंजाइम और रोग प्रतिकारक तत्त्वों के विकास में सहायता करना। इसके स्रोत हैं ताजा या सुखाया हुआ दूध, पनीर, दही, तिलहन और गिरियां, सोयाबीन, खमीर, दालें, मांस, कलेजी, मछली, अंडे, अनाज, वसा रहित तिलहनों का आटा, सोया का आटा आदि।

वसा : यह शक्ति के संक्रेंद्रित स्रोत का काम करते हैं और आवश्यक वसीय अम्ल प्रदान करते हैं। वसा, विटामिन ए, डी, ई, और के की वाहक होती है। इसके स्रोत मक्खन, घी, वनस्पति तेल, तिलहन और गिरी, सोयाबीन और ऐवोकेडो फल आदि हैं।

कार्बोहाइड्रेट : इसका कार्य है शरीर को शक्ति प्रदान करना। इसके स्रोत हैं—अनाज, बाजरा, आलू, शकरकंदी, अरबी, चीनी तथा गुड़, गन्ने का रस आदि।

विटामिन–ए : शरीर की चमड़ी, आंखें और श्लेष्मा झिल्ली को स्वस्थ रखना, कम प्रकाश में देखने की क्षमता बनाए रखना। इसके स्रोत हैं—मछली का तेल, कलेजी, संपूर्ण दूध के उत्पाद (दही, मक्खन, घी आदि), पीले और लाल फल, हरी पत्तेदार सब्जियां, गाजर और पीले गूदे वाले फल (आम, पपीता आदि), कृत्रिम वनस्पति घी।

विटामिन–बी-1 : यह कार्बोहांइड्रेट्स को ऊर्जा में बदलने के लिए सहायता करने के लिए सामान्य भूख, पाचन शक्ति, दृष्टि, स्वस्थ स्नायु के लिए आवश्यक है। यह कलेजी, अंडे, सुअर का मांस, फलियां, दाने, गिरी, तिलहन, खमीर, अनाज, सेला चावल में प्रचुर मात्रा में होता है।

विटामिन–बी-2 : कोशिकाओं को ऑक्सीजन के उपयोग में सहायता देना, आंखों को स्वस्थ और साफ रखना, नाक–मुंह के पास पपड़ी न जमने देना, मुंह के कोनों को फटने से बचाना इसका कार्य है। दूध, दही, पनीर, छाछ, अंडे, पत्तेदार सब्जियां और खमीर आदि इसके स्रोत हैं।

विटामिन–सी : स्वस्थ मसूड़ों और शरीर को प्रतिरोधक शक्ति के लिए आवश्यक है। अंतराकोशिक पदार्थ बनाता है और उसे स्वस्थ रखता है। इसके स्रोत हैं—आंवला, अमरूद, नींबू की जाति के फल (संतरा), कच्ची सब्जियां, पत्तेदार सब्जियां, अंकुरित दालें।

विटामिन–डी : दांतों और हड्डियों को मज़बूत बनाने के लिए कैल्शियम और फास्फोरस का उपयोग करने और उनके जमाव को विनियमित करने के काम आता है। धूप में कुछ समय बैठने, मक्खन, मछली का तेल, घी, अंडे की जर्दी और दूध आदि के प्रयोग से इसकी पूर्ति होती है।

कैल्शियम : हड्डियां और दांत मज़बूत बनाने रक्त बनाने तथा पेशियों और नाड़ियों के ठीक रूप से काम करने के लिए, हृदय की गति को सामान्य बनाए रखने के लिए कैल्शियम आवश्यक होता है। दूध, छाछ, दही, छेना, पनीर, पत्तेदार सब्जियां, छोटी मछली, अनाज (चावल को छोड़कर), ज्वार, बाजरा और तिल आदि में यह पाया जाता है।

लौह तत्त्व : यह प्रोटीन के साथ हीमोग्लोबिन बनाता है तथा हीमोग्लोबिन कोशिकाओं में ऑक्सीजन ले जाता है। इसके स्रोत साबुत अनाज, अंडे की जर्दी, सब्जियां, तिलहन, गिरी, फलियां, दालें, गुड़, सूखे मेवे, पत्तेदार सब्जियां, खजूर और अंकुरित दालें आदि हैं।

आहार तत्त्व (रुक्षांस) : यह हमारे आहार का एक महत्त्वपूर्ण संघटक है। इससे आंत की सामान्य गति में मदद मिलती है। इससे आंतों की बीमारियों की रोकथाम होती है। इसके स्रोत हैं फल और सब्जियां।

- यथासंभव ताजे फलों और सब्जियां का सेवन करें।
- उन्हें रेफ्रिजरेटर में अथवा ठंडे स्थान पर रखें। गर्म तापमान में रखने से उनके विटामिन नष्ट हो जाते हैं।
- फलों और सब्जियों के छिलके यथासम्भव पतले उतारें, क्योंकि अधिकांश विटामिन और खनिज उनके ठीक नीचे होते हैं।
- सब्जियां काटने से पहले उन्हें अच्छी तरह से धोएं। काटने के बाद उन्हें कभी न धोएं।
- खाना ढके हुए बर्तन में कम पानी में पकाएं।

क्या खाएं क्या नहीं : जब पेट में तकलीफ हो

परामर्श के लिए आने वाले पेट के रोगों के मरीज बहुधा भोजन के बारे से भी जानकारी चाहते हैं और तरह–तरह के सवाल पूछते हैं, उदाहरणार्थ पानी उबालकर लें या सादा दूध लें या नहीं, मलाई हटाकर लें या वैसे ही ले लें, भैंस का लें या गाय का। मट्ठा फायदा करेगा क्या, उड़द की दाल और चावल ले सकते हैं अथवा नहीं, फल कौन से लें इत्यादि।

किस पेट रोग में क्या खाएं—यह इस पर निर्भर करेगा कि रोग कौन–सा है। रोगी मुंह से खाना ले सकता है या नहीं (रोगी बेहोश तो नहीं), उसका वजन सामान्य है, कम है या अधिक। उसे भोजन निगलने में तकलीफ तो नहीं होती। उल्टी या पतले दस्त तो नहीं हैं, कब्ज़ तो नहीं है। आंतों में रुकावट तो नहीं, रोगी शाकाहारी है या मांसाहारी, उसे डायबिटीज़, हृदय रोग, ब्लड–प्रेशर या गुर्दे का रोग तो नहीं है। आदि बातों का ध्यान रखना अति आवश्यक है।

आमतौर पर देखे जाने वाले पेट रोग और उनके उपचार में दिया जाने वाला भोजन इस प्रकार है—

गैस्ट्राइटिस : इस रोग में आमाशय की म्यूकस झिल्ली में सूजन हो जाती है, जो तीव्र अथवा पुरानी हो सकती है। तीव्र सूजन वाले रोग पेट दर्द, उल्टियां आने, भूख न लगने और पेट फूलने की शिकायत करते हैं। ऐसे रोग का तरल भोजन जैसे गरम करके ठंडा किया हुआ दूध, ग्लूकोज का घोल, खनिज लवणों का घोल, फलों का स्वच्छ रस इत्यादि देना चाहिए। भोजन इकट्ठा न देकर कई बार में थोड़ा-थोड़ा दें। लगातार उल्टियां होने पर शिरा द्वारा उचित घोल देते हैं। आमाशय की पुरानी सूजन में अधिक कैलोरी वाला, अधिक प्रोटीन युक्त भोजन, थोड़ी–थोड़ी मात्रा में कई बार देते हैं। शराब, कॉफी, सिगरेट, तम्बाकू, पान–

मसाला कदापि न लें। खान--पान परहेज़ के साथ विटामिन–बी भी रोगी को देना चाहिए (सुई द्वारा)।

पेट में जलन : छाती के निचले तथा पेट के ऊपरी भाग में जलन आमाशय में अधिक अम्लस्राव तथा उसके भोजन नली में ऊपर लौटने से भी हो सकती है अथवा हृदय रोग से भी। जलन यदि अधिक अम्ल के कारण है तो भोजन थोड़ा–थोड़ा कई बार में लें। एण्डोस्कोपी विधि से जांच करने पर ऐसे कई रोगियों में हानियां भी मिलता है। ये रोगी प्रायः मोटे होते है। अतः इनको कम कैलोरी वाला भोजन देते हैं। ऐसे रोगियों को रात में सोते समय पलंग का सिरहाना ऊंचा रखना चाहिए और भोजन करते समय अधिक पानी नहीं पीना चाहिए ताकि पेट एक साथ भर न जाए (फूल न जाए)।

गेस्ट्राइटिस एवं पेट जलन की प्रमुख औषधियां निम्न हैं—विस्मथ, कार्बोवेज, काक्यूलस, नक्सबोमिका, क्यूप्रम आर्स, पेट्रोलियम, फास्फोरस, आर्सेनिक, आक्जेलिक एसिड आदि। चिकित्सकीय परामर्श एवं लक्षणों की समानता के आधार पर ही औषधियां लें।

पेप्टिक अल्सर : आमाशय, छोटी आंत के ऊपरी भाग (ड्यूओडिनम) अथवा भोजन नली (इसोफेगस) के निचले भाग में बनने वाला घाव है जिसका मुख्य लक्षण पेट में जलन और खून की उल्टी भी हो सकती है। ऐसे रोगी भोजन शांत मन से धीरे–धीरे खूब चबाकर करें। अधिक मिर्च वाले और अधिक गरम भोज्य पदार्थ न लें। इकट्ठा भोजन न लेकर थोड़ा थोड़ा कई बार में लें। ऑफिस में बिस्किट, ब्रेड या ठंडा दूध बीच–बीच में ले सकते हैं। मक्खन और क्रीम भी ले सकते हैं। सिगरेट, शराब, कॉफी, तम्बाकू, बीड़ी, पान मसाला त्याग दें। चाय हलकी हो लेकिन बहुत गरम न हो।

पेप्टिक अल्सर की मुख्य होमियोपैथिक औषधियां, अरजेण्टमनाइट्रिकम, आर्सेनिक, एट्रोपीन, कालीबाई, नाइट्रिक एसिड, काली हाइड्रो, लेकेसिस आदि।

आमाशय का कैंसर : इसके मुख्य लक्षण भूख न लगना, पेट के ऊपरी मध्य भाग में लगातार दर्द बने रहना एवं कमजोरी है। ऐसे रोगी को अधिक कैलोरी वाला अधिक प्रोटीन और विटामिन युक्त भोजन देते हैं। भोजन में लौह तत्त्व (आयरन) का भी एक निश्चित मात्रा में समावेश आवश्यक है। खून की कमी हो जाने पर प्रायः रक्त चढ़ाने की आवश्यकता पड़ती है। (रक्त हमेशा स्वस्थ व्यक्ति का ही चढ़ाना चाहिए) आमाशय में कैंसर

की प्रारम्भिक अवस्था में कुछ होम्यो, औषधियां जैसे 'गेरेनियम' आदि का प्रयोग एक सीमा तक लाभप्रद हो सकता है। आमाशय के कैंसर का प्रारम्भिक निदान एण्डोस्कोपी विधि से भी सम्भव है जिसमें ऑपरेशन ही एकमात्र विकल्प होता है।

कोलाइटिस : यह प्रायः अमीबा परजीवी अथवा विभिन्न जीवाणुओं से होती है। रोगी को पेटदर्द, पतले दस्त, टट्टी में आंव तथा खून आना मुख्य शिकायतें होती हैं। ऐसे रोगियों को कम रेशे वाले भोज्य पदार्थ ठीक रहते हैं। पतली खिचड़ी, केला, दही तथा मट्ठा फायदा करते हैं। पतले दस्त होने पर स्वच्छ पानी तथा

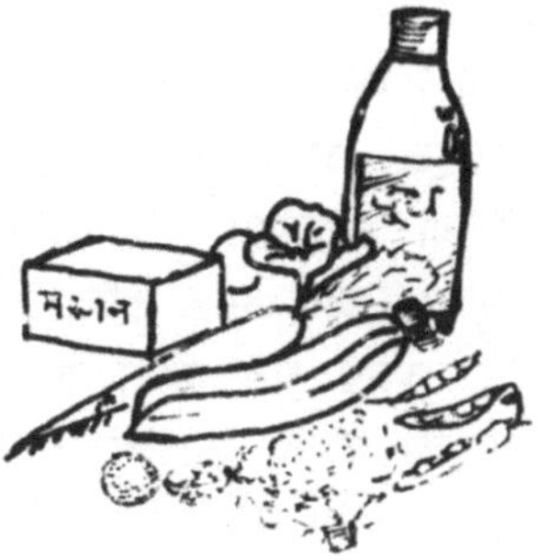

खनिज लवणों का मिश्रण आवश्यक है। ऐसे बहुत से रोगियों को दूध से नुकसान होने की शिकायत करते हैं। एक खास प्रकार की कोलाइटिस 'डिअल्सरेटिव कोलाइटिस' जिसमें रोगी को टट्टी में मुख्यतः खून और आंव आती है, के कारण का अभी तक ठीक–ठीक पता नहीं चल पाया है। ऐसे रोगी भी दूध से हानि होने की शिकायत करते हैं। इन रोगियों को रेशे वाले पदार्थ वर्जित हैं। प्रोटीन प्रधान भोजन ठीक रहता है। खनिज लवण और विटामिन का समावेश आवश्यक है। बहुत से रोगियों को रक्त चढ़ाने की भी आवश्यकता पड़ती है।

कोलाइटिस के कुछ रोगी कब्ज़ की शिकायत करते हैं। जिनके लिए अधिक रेशेदार पदार्थ बहुत अच्छे रहते हैं। ईसबगोल की भूसी भी ठीक रहती है।

कुछ डोमियो, औषधियां निम्न है—मरक्यूरियस सल्क, एलो, एलियम सैटाइवम मैगफास आदि।

गेस्ट्रोएंट्राराइटिस : खान–पान में होने वाली गंदगी से प्रायः गर्मी के मौसम में होने वाली उल्टी और पतले दस्तों की बीमारी से शरीर में पानी तथा खनिज लवणों की थोड़े ही समय में कमी हो जाती है जो खासतौर पर बच्चों के लिए जानलेवा सिद्ध हो सकती है। इसलिए इनकी सबसे पहले और त्वरित पूर्ति आवश्यक है। यदि रोगी को लगातार उल्टियां न हो रही हों तो मुंह से स्वच्छ पानी, खनिज लवण व ग्लूकोज़ का मिश्रण सबसे उपयुक्त रहता है, जिसमें नमक, पोटैशियम क्लोराइड, सोडियम बाइकार्बोनेट

तथा ग्लूकोज़ की एक निश्चित मात्रा विश्व स्वास्थ्य संगठन द्वारा सुझाए गये अनुपात में रहती है। दूरदराज के गांवों में चीनी नमक को घोलकर भी इसे तैयार किया जा सकता है। इसमें नींबू का रस भी मिला सकते हैं। दस्त प्रारम्भ होते ही यह घोल पिलाना शुरू कर देना चाहिए। यदि रोगी को उल्टियां लगातार हो रही हों तो शिरा द्वारा उचित खनिज लवणों तथा ग्लूकोज़ को घोल देना उपयुक्त रहता है। (प्रमुख होमियो, औषधियां, अर्जेण्टमनाइट, आर्सेनिक आदि)।

पीलिया : इसका मुख्य कारण वायरस जनिक यकृत की सूजन है जिसके मुख्य लक्षण भूख नहीं लगना, अत्यधिक कमजोरी रहना, पेट दर्द, और मूत्र, आंख एवं त्वचा का रंग पीला हो जाना है। यदि रोग का प्रकोप मामूली है तो आराम करने के अलावा रोगी को सामान्य भोजन देते हैं। तीव्र प्रकोप में और जी मिचलाने पर वसायुक्त पदार्थों (घी, मक्खन, तेल इत्यादि) को रोककर कार्बोहाइड्रेट प्रधान भोजन (ग्लूकोज़, चावल, उबले आलू) और सामान्य प्रोटीन वाले पदार्थ देते हैं। फलों का स्वच्छ रस भी लाभदायक रहता है। बार-बार उल्टियां होने पर मुंह से कुछ न देकर शिरा द्वारा उचित मात्रा में आवश्यकतानुसार पानी, ग्लूकोज एवं खनिज लवणों को घोल देते हैं। कभी-कभी रोगी बेहोश भी हो जाता है। ऐसी दशा में रोगी को प्रोटीन पदार्थ बिलकुल नहीं देने चाहिए। इन पदार्थों से बेहोशी और बढ़ सकती है। शराब बिलकुल नहीं पीनी चाहिए। साफ-सफाई का विशेष खयाल रखना चाहिए। पानी उबालकर पीना चाहिए।

मुख्य होमियो औषधियां चियोनेथस, ब्रायोनिया, चाइना, पोड़ो, मरक्यूरियस, चेलीडोनियम, नेट्रमफास आदि है।

पित्ताशय के रोग : इसमें गाल ब्लैडर की तीव्र एवं पुरानी सूजन, पथरी और कैंसर प्रमुख हैं। तीव्र सूजन में अचानक पेट दर्द, उल्टियां और बुखार हो जाता है। प्रायः ऐसे रोगी को मुंह से कुछ नहीं देते। शिरा द्वारा ग्लूकोज़ तथा खनिज लवणों का घोल देते हैं। वसा पदार्थ मुंह से बिलकुल नहीं देने चाहिए।

पुरानी सूजन वाले अधिकांश रोगियों में पित्त की थैली में पथरियां पायी जाती हैं। रोगी को वसा पदार्थ हानिकारक माने जाते हैं। अधिक रेशे वाले भोज्य पदार्थ, पत्तेदार हरी सब्जियां, फलियां इत्यादि इन रोगियों के लिए लाभदायक होते हैं।

प्रमुख होमियो औषधियां चाइना, बरबेरिस, चेलीडोनियम, कोलेस्ट्रानम आदि है।

डायबिटीज़ : मधुमेह की बीमारी मुख्य रूप से 'इंसुलिन' (पैंक्रियाज़ ग्रंथि का स्राव) नामक हारमोन की कमी से होती है। इस रोग के उपचार में उचित भोजन का बहुत महत्त्व है। यदि रोगी मोटा है तो उसे कम कैलोरी वाला भोजन देते हैं। रोगी को ग्लूकोज़, चीनी, मुरब्बा, मिठाइयां, जैली, जैम नहीं देते। केला भी नुकसान करता है।

ऐसे रोगी को अधिक रेशे वाले भोज्य पदार्थ लाभदायक होते हैं। नींबू, खीरा, ककड़ी, जामुन, करेला, मेथी, नीम की निबोली, मूली आदि पर्याप्त मात्रा में ले सकते हैं।

मुख्य होमियो औषधियां लेक्टिक एसिड, सीजियम, कोका, कोडीन, हेलेबोरस, फास्फोरस, आर्सेनिक ब्रोम आदि है।

कब्ज़ : कब्ज़ के रोगी को कोई खास प्रकार का भोज्य बताने से पहले इसके मूल कारण का पता लगाना आवश्यक होता है।

आंत में कोई रुकावट नहीं है तो पानी की प्रचुर मात्रा के साथ-साथ अधिक रेशे वाले भोज्य पदार्थ लाभदायक रहते है। ईसबगोल की भूसी को सेवन भी लाभदायक रहता है।

स्वस्थ दांत तो स्वस्थ आंत

एक पुरानी कहावत है—'स्वस्थ दांत तो स्वस्थ आंत।' स्वास्थ्य, सौंदर्य एवं संबंधों के माधुर्य के लिए स्वस्थ्य, सुन्दर, चमकते दांत ज़रूरी हैं। एक वयस्क मनुष्य में 32 दांत होते हैं। भोजन को प्रभावी ढंग से चबाने के लिए इनका अलग-अलग स्वरूप एवं स्थिति होती है। मुंह के ऊपरी जबड़े और निचले जबड़े में 16-16 दांत होते हैं, जो एक-दूसरे के जोड़ीदार होते हैं और उनकी संरचना इस प्रकार होती है कि एक-दूसरे से 'फिट' बैठ जाएं। दांतों के कार्य भी अलग-अलग होते हैं।

मुंह के सबसे अन्त में तीसरा मोलर अथवा अक्लमंद (बिजडमटीथ) होता है। इसे अक्लमंद इसलिए कहते हैं कि ये काफी उम्र होने के पश्चात् निकलते हैं।

वास्तव में दांतों का निर्माण मां के गर्भ में (भ्रूणावस्था में) उसी समय से शुरू हो जाता है, जब वह केवल छः सप्ताह का होता है तथा मात्र एक सेंटीमीटर लम्बा होता है। दांतों का इस्तेमाल मानव शरीर की सबसे कड़ी चीज होती है। खाते समय पिछले दांतों का दबाव इसका आधा होता है।

पांच वर्ष की उम्र तक 75 प्रतिशत बच्चों के दांत खराब हो जाते हैं। साथ ही 16 वर्ष से कम उम्र के अधिकतर बच्चों के हर साल कीड़ों की वजह से दांत भरवाना पड़ता है।

यदि स्वयं सुचारु रूप से देखभाल की जाए तो दांतों और मसूढ़ों की समस्या कम होगी। थूक या लार ऐसी चीज है जो दांतों और मसूढ़ों की रक्षक होती है। न इससे केवल भोजन के बचे हुए अंश साफ करने में मदद मिलती है वरन् यह बैक्टीरिया के दुष्टप्रभावों से भी बचाती है। गौरतलब है कि बैक्टीरिया से दांतों में गड्ढे (केवटीज़) पड़ जाते हैं। और मसूढ़ों की बीमारी उत्पन्न होती है।

फ्लोराइड भी एक सक्षम प्राकृतिक रक्षक है। वैज्ञानिकों के अनुसार जिन क्षेत्रों में जल में फ्लोराइड की मात्रा पर्याप्त होती है वहां 'दन्तक्षय' कम पाया जाता है। वैज्ञानिकों के मतानुसार 10 लाख हिस्से जल में एक हिस्सा फ्लोराइड का होना ज़रूरी है। जल में फ्लोराइड जिससे दंतक्षय और मसूढ़ों की बीमारी का खतरा उत्पन्न होता है। बल्कि दांतों का इनामल (ऊपरी परत) को भी

मजबूत बनाता है। दांतों की नियमित देखभाल से वैसे तो दंतक्षय की बड़ी समस्याओं के उत्पन्न होने की आशंका कम हो जाती है फिर भी कभी-कभी निम्न समस्याएं उत्पन्न हो जाती हैं—

दांतों में गड्ढा (कैविटी) : दांतों में गड्ढे 'प्लाक' (दांतों पर जमी मैल) के कारण उत्पन्न होते हैं। प्लाक में स्थित बैक्टीरिया जब भोजन में शामिल चीनी और स्टार्च से मिलता है तब एक एसिड बनता है जिससे दांतों का इनेमल नष्ट होने लगता है और दांतों में छेद हो जाता है। यदि इलाज समय पर न किया जाए तो यह और गहरी होता चला जाता है तथा अन्ततः दांतों के मज्झे (पल्प) तक पहुंच जाता है, जिससे दांतों में दर्द उत्पन्न होता है एवं दांतों की मज्ज़ा भी नष्ट हो जाती है।

दांतों के चिकित्सक दांतों की कैविटी को कुछ रसायनों द्वारा सिर्फ भर सकते हैं किन्तु कुछ होम्योपैथिक दवाओं द्वारा कैविटी का बनना रोका जा सकता है, यथा–कैल्केरिया फॉस, कैल्केरिया फ्लोर, क्रियोजोट, मेवेरियम, मरक्युरिस, प्लाटोगे, स्टेफिसेग्रिया आदि। दांतों का अत्यधिक तीव्रता से क्षय होना, मसूड़ों में सूजन, मुंह में बदबू आना आदि लक्षणों पर 'क्रियोजोट' दवा अत्यन्त फायदेमंद है।

मसूढ़ों की बीमारी : दांतों के इर्द–गिर्द के तन्तुओं (मसूढ़ों और हड्डी) की बीमारी को पैरियो हापटल डिजीज कहते हैं। यह बीमारी धीरे-धीरे बढ़ती है। इस बीमारी के प्रथम चरण को विज़िवाइटिस कहते हैं। इसमें पहले मसूढ़े मुलायम पड़ जाते हैं, उनमें जलन होने लगती है और मुंह से खून आने लगता है। ऐसा 'प्लाक' में मौजूद बैक्टीरिया के कारण होता है। ये धीरे-धीरे मसूढ़े के अन्दर प्रवेश कर जाते हैं और तंतुओं को प्रभावित करने लगते हैं। यह इंफेक्शन धीरे–धीरे फैलता है और हड्डियों की जड़ तक पहुंच जाता है। इसमें दांत की जड़ें कमजोर हो जाती हैं और दांत हिलने लगते हैं। इस एडवांस स्टेज को 'पैरियोडाटाइटिस' कहते हैं। यदि इसका इलाज नहीं हुआ तो दांत टूट जाते हैं। बच्चों एवं युवकों में भी यह बीमारी हो सकती है।

इसके लिए भी होम्योपैथिक चिकित्सा पद्धति में अनेक कारगर दवाएं हैं। बेलाडोना, ब्रायोनिया, फ्लोरिक एसिड, कैमोमिला, काफिया, मर्कसॉल, क्रियोजोट, प्लाटेगो, स्टेफिसेग्रिया, मैगकार्ब, मैगफॉफ, आर्सेनिक, अर्जेन्टमनाइट, एल्यूमिना, नाइट्रिक एसिड आदि।

उदाहरणार्थ—एक युवक--उम्र 32 वर्ष, निवासी खदरा (लखनऊ), कमजोर याददाश्त, जिंदगी से परेशान, सिरदर्द, लेटने पर चक्कर आना, मुंह का स्वाद कसैला, मुंह से अत्यधिक लार टपकना, मुंह से बदबू, मसूढ़ों में घाव, खून आना, दांतों में कैविटी (गड्ढा), जीभ गंदी, मोटी, दांतों के जीभ पर निशान, अधिक प्यास, अधिक भूख, पसीना आना, रात में परेशानी बढ़ना, गरम चीजों से परेशानी बढ़ना आदि लक्षणों के साथ आया। उसे 'मरक्यूरियस' पहले कुछ दिन तीस

नम्बरों में एवं बाद में 200 नम्बर में कुछ दिनों के अन्तर पर दी गई। साथ में बैलाडोना तीस नम्बर में भी दी गई। उचित सफाई, देखभाल एवं दवा से वह मरीज अब पूर्ण स्वस्थ्य है। इसी प्रकार लक्षणों के आधार पर अन्य दवाएं भी दी जा सकती हैं।

दांतों का नासूर : दांतों का सबसे आंतरिक हिस्सा पल्प (मज्ञा) होता है, जिसमें नस, रक्त शिराएं और तंतु होते हैं। यह दांतों की जड़ से लेकर उस तंतु तक फैला होता है जहां दांत की जड़ मसूढ़े की हड्डी से जुड़ी होती है। यदि दांतों में गहरी चोट लग गई हो अथवा कैविटी बहुत गहरे होते -होते पल्प तक पहुंच गई हो, तब पल्प नष्ट हो जाता है और दांतों में दर्द शुरू हो जाता है। कभी–कभी पल्प के सड़ने से मसूढ़े के पास छोटा फोड़ा बन जाता है और दांतों में दर्द शुरू हो जाता है। कभी–कभी पल्प के सड़ने से मसूढ़े के पास छोटा फोड़ा बन जाता है, और उसमें से मवाद (पस) निकलता रहता है। ऐसी अवस्था में कैल्केरिया फ्लोर, फ्लोरिक एसिड. नेट्रमक्यूर, मरक्यूरियस, क्रियोजोट आदि दवाएं अत्यन्त उपयोगी हैं।

उदाहरणार्थ—एक मरीज, उम्र 40 वर्ष, निवासी रकाबगंज (लखनऊ), कमजोर, पतला-दुबला, बेचैनी, मानसिक एवं शारीरिक थकावट, सिरदर्द, चक्कर, सिर पर कपड़ा आदि लपेटने से आराम, अत्यधिक ठंड महसूस होना, जीभ पर ऐसा अहसास होना जैसे बाल अथवा रेशा या कुछ चिपका हुआ है। ठंडी हवा, पानी आदि में मसूढ़ों में दर्द होना, मसूढ़ों में फोड़ा, दांतों की जड़ों से मवाद आदि लक्षणों के मिलने पर साइलेशिया 30 से शुरू करके 200 नम्बर तक दवाई दी गई। एक हजार नम्बर की तीन खुराकें देकर दवा बंद कर दी गई। उचित देखभाल और सफाई रखते हुए धीरे–धीरे वह रोगमुक्त हो गया।

पैरिएपिकल ग्रेनिलोमा : इसमें समस्त लक्षण नासूर जैसे ही होते हैं। बस एक अन्तर यह होता है कि फोड़ा दांत की जड़ के ऊपर बनता है, जिसमें से मवाद निकलता रहता है। इसमें भी उपर्युक्त दवाएं अत्यन्त कारगर हैं।

साईस जमना : दांतों की उचित देखभाल न करने, तम्बाकू-सेवन एवं अन्य अनेक (वंशानुगत आदि) कारणों से दांतों पर गंदगी (साईस) जमा होने लगती है। ऐसे में तम्बाकू आदि का सेवन नहीं करना चाहिए। साथ ही उचित सफाई के साथ-साथ बेप्टेशिया, हायोसाइमस, म्यूरियाटिक एसिड, स्टेफिसेग्रिया आदि दवाएं अत्यन्त लाभदायक हैं। यदि मसूढ़ों में सूजन, खून, मुंह से बदबू एवं दांतों पर काली परत जमी हो और दंतक्षय भी हो तो 'स्टेफिसेग्रिया' एवं 'क्रियोजोट' दवाएं अत्यन्त कारगर हैं।

टी.एम.जे. डिसाईस : बहुत से लोगों को लगातार सिरदर्द, कानदर्द रहता है, जो दांतों की समस्या के कारण हो सकता है। इसे "टैम्पोरो मैडिबूलरडिसाई" कहा जाता है। किन्हीं कारणों वश जब मांसपेशियों और जबड़ा एक साथ ठीक ढंग से काम नहीं करते तो प्रतिक्रिया स्वरूप चेहरे और इर्द–गिर्द होने लगता है।

यह दर्द, कान व गर्दन तक भी फैल सकता है। मैडिबिल, हड्डी में गलाव, जबड़ा खोलने में परेशानी एवं किर्र-किर्र की आवाज होना आदि लक्षणों के मिलने पर 'हेक्ला-लावा' नामक होम्योपैथिक औषधि अत्यन्त फायदेमंद है।

दंत स्वास्थ्यः सावधानियां : बच्चे के जन्म से पहले मां को संपूर्ण एवं पौष्टिक आहार लेना चाहिए। जन्म के पहले की देखभाल से बच्चा आजन्म स्वस्थ रहेगा एवं दांत भी। जहां तक संभव हो नवजात शिशु को अपना ही दूध पिलाएं। यदि ऐसा न हो सके तो अच्छे ब्रांड का कम शर्करायुक्त दूध पिलाएं। दूध छुड़ाते समय बच्चे को मीठे की आदत न डालें। अधिक शर्करा, बैक्टीरिया को बढ़ाने में मदद करता है, जिससे दंत क्षय आदि रोग हो जाते हैं। मीठा खाने के बाद कुल्ला अवश्य कराएं। बच्चों में दांत निकालने के साथ ही उनकी सफाई एवं देखभाल शुरू करा दें। 3 साल की उम्र में ब्रुश की आदत अवश्य डाल दें।

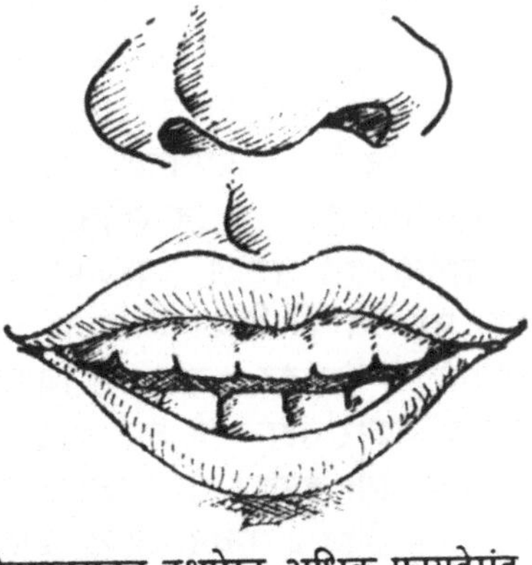

ब्रुश से संबंधित : दांतों और मसूढ़ों के मिलने के स्थान पर ध्यान रखें। ब्रुश को ज़्यादा दबाव देकर इस्तेमाल न करें। दांतों के अन्दर और बाहर दोनों सतहों पर सफाई होनी चाहिए। दांतों में फंसे हुए टुकड़ों को अवश्य निकाल दें। दिन में दो बार ब्रश अवश्य करें (रात में सोने से पूर्व ब्रश करें।) ब्रश घिस जाने पर नया ब्रश इस्तेमाल करें। घिसा ब्रश मसूढ़ों के लिए नुकसानदायक है, जीभ को भी नियमित साफ रखना आवश्यक है अन्यथा मुंह से बदबू आती रहेगी। फ्लोराइडयुक्त टूथपेस्ट अधिक फायदेमंद होते हैं क्योंकि फ्लोराइड दांतों की इनेमल को मजबूत बनाता है एवं प्लाक में बनने वाले जीवाणुओं को मारता है। बार-बार शर्करा (मिठाई) दांतों के लिए हानिकारक है क्योंकि लार की अम्लता बढ़ती है और बैक्टीरिया (जीवाणु) अधिक तीव्रता से पनपने लगते हैं। सिगरेट, तम्बाकू, पान, बीड़ी, पान-मसाले का प्रयोग न करें।

भोजन और दंत स्वास्थ्य : अच्छे और संतुलित आहार का दांतों के सौन्दर्य और स्वास्थ्य पर बहुत प्रभावी पड़ता है। प्रत्येक मनुष्य की प्रोटीन, हरी सब्जियां, दूध से बनी वस्तुएं तथा फल ज़रूर खाने चाहिए। किन्तु खट्टे फल जैसे संतरा, नींबू बार-बार नहीं खाने चाहिए। कैल्शियम हड्डियों एवं दांतों को मजबूत बनाता है। प्रत्येक मनुष्य की आवश्यकता पड़ती है जो हमें दूध, पनीर, मछली, फल, हरी सब्जियों आदि से मिलता रहता है।

उदर विकार : कारण और निवारण

उदर-विकार समय पर खाना न खाना, अधिक खाना खाना अथवा भूखा रहना, मिर्च-मसालों का अधिक प्रयोग आदि उदर-विकारों को उत्पन्न करने के लिए पर्याप्त है। प्रमुख परेशानियां, कारण और होम्योपैथिक चिकित्सा से निवारण निम्न प्रकार संभव है—

अग्निमांद्य : अग्निमांद्य यानि जठराग्नि कमजोर हो जाने पर प्रमुख लक्षण होते हैं—भूख न लगना, भोजन से अरुचि होना, पेट भरा-भरा-सा लगना। इसे अजीर्ण, बदहजमी और पेट भरा-भरा सा कहते हैं। अग्निमांद्य होने पर गैस की शिकायत रहना, कब्ज़ होना, पेट फूलना और भारी रहना, तबियत में गिरावट, स्वभाव में चिड़चिड़ाहट और मन में खिन्नता रहना आदि अनेक विकार उत्पन्न हो जाते हैं। इन व्याधियों की चिकित्सा के लिए लक्षणों के अनुसार दवा चुनकर सेवन करना फायदेमंद है। प्रमुख दवाएं इस प्रकार हैं—

कार्बोवेज : पाचन-शक्ति कमजोर हो जाए, खाना देर से हज़म होता हो और पूरी तरह से पच न पाने के कारण सड़ने लगता हो जिससे गैस बनती हो, पेट फूल जाता हो, आधी वायु निकलने पर राहत मालूम देती हो, खट्टी डकारें आती हों या खाली डकारें आएं, गैस ऊपर की तरफ चढ़ती हो जिसका दबाव छाती पर पड़ता हो और भोजन के आधा-एक घंटे बाद ही कष्ट होने लगे तो ये लक्षण 'कार्बोवेज' दवा के हैं। ऐसी स्थिति में 30 नम्बर एवं 200 नम्बर की दवा अत्यन्त फायदेमंद होती है।

एण्टिमक्रूड : अग्निमांद्य के साथ-साथ जीभ पर दूध जैसी सफेद, मैली परत चढ़ी होना, गर्मी के दिनों में उदर-विकार होने पर दस्त लग जाना, बदहजमी, भूख न लगना, एसिड एवं अचारों को खाने की प्रबल इच्छा, खट्टी डकारें, बच्चा दूध की पल्टी कर देता है, खाने के बाद पेट फूल जाना, खुली हवा में आराम मिलना आदि लक्षणों के आधार पर एण्टिमक्रूड दवा 6 एवं 30 नम्बर में अत्यधिक कारगर है।

नक्स वोमिका : खाना खाने के घंटे–दो घंटे बाद तकलीफ होना, पेट में भारीपन जैसे कोई पत्थर पेट में रखा हो, पेट फूलना, पेट में जलन मालूम होना, गैस के दबाव के साथ सिर में भारीपन बढ़ना, रोगी दुबले शरीर वाला, क्रोधी एवं चिड़चिड़ा स्वभाव, ठंड के प्रति अधिक सहिष्णुता, रोगी अचार, चटनी, तले पदार्थ खाना पसंद करता है और पचा भी लेता है। इसके बाद परेशानी होने लगती है। बहुत मद्यपान करने, बहुत भोग-विलास करने, बहुत ज़्यादा खाने, आलसी जीवन बिताने और गरिष्ठ पदार्थों के सेवन से जिनकी पाचन-शक्ति कमजोर हो गई हो एवं पाखाना जाने की इच्छा होती है। किन्तु पाखाना बहुत कम होता है और थोड़ी देर बाद पुनः जाने की ज़रूरत होने लगती है, ऐसी स्थिति में 'नक्सवोमिका' तीस एवं दो सौ नम्बर की दवा अत्यन्त फायदेमन्द होती है। यह दवा प्रायः रात में सोने से पूर्व ही सेवन करनी चाहिए।

पल्सेटिला : प्यास बिलकुल न लगना जबकि जीभ सूखी हुई हो, भोजन के घंटे–दो घंटे बाद तकलीफ होना, पेट में बोझ-सा लगना, जलन होना, सुबह उठने पर बिना कुछ खाए–पीए भी पेट भरा हुआ और भारी लगना, रोगी स्वीस्थ्य में ठीक होता है, मोटा होता है, ऊष्ण प्रकृति (गरम–तासीर) वाला होता है, शांत और मधुर स्वभाव का होता है, अधीरता के कारण बात करते–करते रो देना एवं शांत कराने पर चुप हो जाना, चटपटे तले एवं घी से बने भारी पदार्थ हज़म नहीं कर पाना, ठंडी हवा में आराम मिलना, खाने में स्वाद कम हो जाना, गरम कमरे में एवं दर्द से विपरीत दिशा में लेटने पर परेशानी महसूस करना, ठंडी चीजों से आराम मिलना आदि लक्षणों के आधार पर 30 एवं 200 नम्बर की दवा बेहद कारगर साबित होती है।

अम्लता (एसिडिटी) : पेट में अम्लता बढ़ जाए तो पाचन-क्रिया बिगड़ जाती है जिससे भोजन ठीक से पचने की अपेक्षा सड़ने लगता है और पेट व गले में जलन होती है, गले में खट्टा, तीखा, चटपटा पानी डकार के साथ आता है, छाती में जलन का अनुभव होता है, खट्टी व तीखी डकारें आती हैं। यह सब अम्लता के मुख्य लक्षण हैं। इसमें अपच के साथ-साथ कब्ज़ या दस्त होने की शिकायत बनी रहती है। कभी–कभी कड़वी और गरम पानी के साथ उल्टी हो जाती है। लक्षणों के आधार पर प्रमुख औषधियां निम्न प्रकार हैं—

अरजेण्टम नाइट्रिकम : डकारें आएं और साथ में पेट दर्द भी हो, मीठा खाने में रुचि हो पर मीठा खाने से कष्ट बढ़े, डकार आने से आराम मालूम देना, गैस बढ़े, पेट में जलन हो, मीठे के साथ-साथ नमकीन खाने की भी इच्छा रहती हो, गर्मी से, मिठाई से, ठंडे खाने से परेशानी बढ़ना,

खुली हवा में, डकार आने से आराम मिलना आदि लक्षण हों तो 30 नम्बर की दवा उपयोगी है।

खाने के बाद जी मतली करे, गले में कड़वा, खट्टा पानी डकार के साथ आए, रोगी शीत प्रकृति का हो तो नक्स वोमिका 30 नम्बर में लेनी चाहिए।

यदि डकार में खाए हुए अन्न का स्वाद आए, रोगी ऊष्ण प्रकृति का हो, मुंह सूखा रहे और प्यास न लगे तो 'पल्सेटिला' 30 शक्ति में लेनी चाहिए।

ब्रायोनिया : खाने के बाद कड़वी और खट्टी डकारें आएं, पेट में भारीपन हो, डकार में खाए हुए पदार्थ की गंध या स्वाद हो, अधिक प्यास, मुंह व ओंठ का सूखना, सुबह खाना, मतली आना, गरम चीज खाने से कष्ट बढ़े, खाना खाते ही तबियत बिगड़े, हिलने-डुलने से कष्ट बढ़े, ठंड एवं ठंडी हवा से आराम हो, पेट के छूने से अथवा खांसी आने पर परेशानी बढ़ जाना, दर्द वाली सतह पर लेटने, कसकर दबाने से, आराम करने से परेशानियां कम हो जाती हों तो ब्रायोनिया 30 शक्ति की दवा फायदेमंद है।

नेट्रमफास : परेशानियां जो अत्यधिक अम्लता के कारण पैदा हो जाती हैं, पीली, चिकनी पर्त, जीभ के पिछले भाग पर, मुंह में घाव, जीभ की नोक पर घाव, गले की (टांसिल) झिल्ली भी मोटी और चिकनी हो जाना, खाना निगलने में परेशानी महसूस करना, खट्टी डकारें, कड़वी उल्टी, हरा दस्त आदि लक्षण मिलने पर 12× 30 शक्ति की दवा अत्यन्त लाभदायक है।

चायना : अम्लता के रोगी को ऐसा अनुभव हो कि पूरा पेट हवा से भरा हुआ है, डकार आने पर हल्कापन और राहत अनुभव हो, डकारें खट्टी व बदबूदार हों या खाली डकारें ही आती हों, मुंह का स्वाद कड़वा रहे, मुंह में कड़वा पानी आता हो, ऐसा लगे कि खाना छाती पर ही अड़ा हुआ है, छाती में जलन होती हो तो चायना 30 शक्ति में फायदेमन्द होती है।

कब्ज़ (कांस्टिपेशन) : खाने में अनियमितता, जल्दी-जल्दी और ठीक से चबा-चबाकर न खाने, भारी, तले हुए और मांसाहारी पदार्थों का सेवन करने, पाचन शक्ति कमजोर होने आदि कारणों से अधिकांश स्त्री-पुरुष कब्ज़ के शिकार बने रहते हैं। कब्ज़ होने से कई और रोग भी उत्पन्न हुआ करते हैं, शरीर को पर्याप्त पोषण नहीं मिल पाता, जिससे शरीर में सुस्ती व कमजोरी आती है। गैस एवं वात रोग उत्पन्न होते हैं। स्वस्थ रहने के लिए कब्ज़ का न होना पहली शर्त है।

हाइड्रेस्टिस : अगर रोगी सिर्फ कब्ज़ का ही रोगी हो तो हाइड्रेस्टिस बहुत अक्सीर दवा है। पेट खाली-खाली-सा लगे, मीठा-मीठा हलका-सा दर्द हो और कब्ज़ के सिवाय अन्य कोई लक्षण न हो तो हाइड्रेस्टिस दवा के मूल अर्क (मदर टिंचर) की 5-5 बूंद २ चम्मच पानी में सुबह खाली पेट लगातार कई दिन लेने से कब्ज़ दूर हो जाती है।

नक्स वोमिका : उक्त दवा के मुख्य लक्षण ऊपर वर्णित किए जा चुके हैं। कब्ज़ की अवस्था में, जो लोग बैठक का काम ज़्यादा करते हैं, बार–बार शौच के लिए जाते हैं पर पेट ठीक से साफ नहीं होता, हर बार थोड़ा–थोड़ा पाखाना हो और शौच के बाद भी हाजत बनी रहे तो नक्सवॉमिका 200 शक्ति की तीन खुराकें 15 मिनट के अन्तर पर रात को सोने से एक घंटा पहले ले लेनी चाहिए। दस्त के बाद पेट में मरोड़ होना भी इसका एक लक्षण है।

एलूमिना : कुछ रोगियों की टट्टी की हाजत ही नहीं होती और वे 2-3 दिन तक हाजत का अनुभव नहीं करते। शौच के लिए बैठते हैं तब बड़ी मुश्किल से सूखी काली तथा बकरी की मेंगनी जैसी गोलियों की शक्ल में टट्टी होती हैं, आलू खाने से कष्ट बढ़ जाता है, मलाशय की पेशियां इतनी शिथिल हो जाती हैं कि स्वयं मल बाहर नहीं फेंक पातीं। यहां तक कि पतले मल को निकालने के लिए भी जोर लगाना पड़ता है। पेशाब करने में जोर लगाना पड़े, पीठ में दर्द हो तो इन लक्षणों के आधार पर 'एलुमिना' 30 एवं 200 शक्ति की कुछ खुराक ही कारगर असर दिखाती है।

मैग्नेशिया म्यूर : यह दवा शिशुओं के लिए उपयोगी है। खासकर दांत–दाढ़ निकलते समय बच्चा थोड़ी–थोड़ी और सूखी टट्टी करें, कब्ज़ रहता हो, कमजोर बच्चा हो, लीवर कमजोर हो, दूध न पचता हो, उन्हें उक्त दवा 30 शक्ति की देना फायदेमंद है। इसके अलावा 'साइलेशिया' दवा भी अत्यंत फायदेमंद है।

अतिसार (डायरिया) : उदर–विकार में जहां अपच के कारण कब्ज़ हो जाने से शौच नहीं आता, वहीं अपच के कारण अतिसार होने से बार–बार शौच आता है जिसे दस्त लगना कहते हैं। कभी–कभी निर्जलन की स्थिति (डिहाइड्रेशन) बन जाती है, बार–बार थोड़ा–थोड़ा मल निकलता है। फिर भी पेट साफ और हलका नहीं लगता।

मैग्नेशिया कार्ब : शिशुओं के लिए उत्तम दवा है। दूध पीता बच्चा, हरे–पीले और झागदार दस्त बार–बार करे, मल से और शरीर से खट्टी दुर्गन्ध आए, दस्त में अपना दूध निकले तो उक्त दवा 30 शक्ति में कारगर है।

कैमोमिला : बेचैनी, चिड़चिड़ापन, बच्चों के लिए उत्तम, बच्चा एक वस्तु मांगता है, मिलने पर लेने से मना कर देता है, जिद्दी स्वभाव, गरम, हरा, पानी जैसा बदबूदार दस्त (जैसे किसी ने पालक में अण्डा फेंक दिया हो), पेशाब के रास्ते में जलन, मां के गुस्सा करने के समय बच्चे को दूध पिलाने के बाद बच्चे को दस्त होना आदि लक्षणों के आधार पर 30 शक्ति की दवा फायदेमंद रहती है।

कैल्के स्पिर फॉस : बदबूदार पीले दस्त। 30 शक्ति में दो–दो बूंद दवा दिन में तीन बार दें।

पेट में अल्सर : कारण, बचाव व उपचार

पेट में अल्सर (पेप्टिक अल्सर) का तात्पर्य मुख्यतः आमाशय (स्टोमक) व ग्रहणी (डयूओडिनम) में घाव होने से है, जबकि आमाशय के पहले व ग्रहणी के बाद के अंगों या ओसोफैगस एवं क्षुद्रान्त में भी घाव हो सकते हैं। हालांकि पेप्टिक अल्सर के रोगी बहुधा वयस्क होते हैं, परन्तु किशोरों में भी यह बीमारी देखने को मिलती है। महिलाओं में पुरुषों की अपेक्षा इसकी घटना कम होती है।

कारण

भोजन की पाचन-क्रिया हेतु आमाशय में जठरग्रांथियों से जठर रस एवं पेराईटल कोशिकाओं से हाइड्रोक्लोरिक अम्ल ही पेट में घाव बनने का कारण है और ऐसा तब होता है जब उपर्युक्त अंगों की श्लेष्मा पर्त की प्रतिरोधी क्षमता और एसिड पेप्सिन में तारतम्य बिगड़ने लगता है। अंततः अति अम्लता की स्थिति में विशिष्ट स्थानों की श्लेष्मा पर्त का भी पाचन होने लगता है फलस्वरूप अल्सर बन जाता है। निम्नलिखित कारक अति अम्लता व पेप्टिक अल्सर के लिए उत्तरदायी हैं—

अत्यधिक चिंता व तनाव : भागदौड़ और प्रतिस्पर्धा के वर्तमान युग में मनुष्य बहुत तनावग्रस्त रहने लगता है, जिससे पेप्टिक अल्सर की घटनाओं में वृद्धि होने लगती है। तनावग्रस्त व्यक्तियों में पेट को जाने वाली स्नायु अधिक उद्वेलित होकर अम्ल अधिक मात्रा में स्रवित करने को सम्बन्धित कोशिकाओं को सूचित करती है।

आनुवंशिकी : पेप्टिक अल्सर की घटनाएं एक ही परिवार के कई सदस्यों में व "ओ" रक्त समूह वाले व्यक्तियों में अधिक पायी जाती है। अतः ऐसे व्यक्तियों को प्रारम्भ से ही सतर्क रहना चाहिये।

धूम्रपान : धूम्रपान जहां एक ओर अति अम्लता (हाईपरएसिडिटी) के लिए उत्तरदायी है तथा निष्क्रिय अवस्था के अल्सरों (जिनमें लक्षण न हो) उभारकर सक्रिय लक्षणों वाला बनाने में सहायक होता है वहीं दूसरी ओर घाव भरने की प्रक्रिया (अल्सर हीलिंग प्रोसेस) में बाधा डालकर देर लगाता है।

दवाइयां : बाजार में उपलब्ध कई प्रकार की दर्द नाशक व गठिया में प्रयोग की जाने वाली औषधियां हैं, जिनको बिना चिकित्सकीय परामर्श से बहुत समय तक लेने पर पेट में अधिक अम्ल उत्पन्न होने के साथ ही साथ नाजुक आमाशय व डयूओडिनम की श्लेष्मा पर्त की अम्ल प्रतिरोधी क्षमता घटने लगती है। फलस्वरूप पेप्टिक अल्सर बन जाता है। ये औषधियां हैं। ऐस्पिरिन, इन्डोमेथासिन, फिनाइल, ब्यूटाजोन व विभिन्न स्टीरायड औषधियां आदि।

मसाले व एल्कोहल : भोजन में प्रयुक्त अधिक मात्रा में मसाले व शराब पीने की आदत भी अल्सर के लक्षणों को उभरने व उसे तीव्र बनाने में सहायक होते हैं।

कुछ अन्य बीमारियां, जैसे जोलिजरइलीसन सिन्ड्रोम तथा हारमोन्स की अन्य विसंगतियां।

तीव्र (एक्यूट) अल्सर : उपर्युक्त कारक दीर्घ अवधि के अल्सर उत्पन्न कर सकते हैं। इन सबमें एस्पिरिन मुख्य है। जबकि शरीर के आग में झुलसने, मस्तिष्क के चोट व शल्य क्रिया आदि में पेट में कई जगह घाव बन जाते हैं, इन्हें स्ट्रैस अल्सर कहते हैं।

लक्षण

दर्द प्रमुख लक्षण है। रोगी इसके स्थान हेतु पेट के ऊपरी हिस्से (दोनों और की पसलियों के मध्य) की ओर इंगित करता है। आमाशय में घाव होने पर यह दर्द भोजन के उपरान्त एवं ग्रहणी (डयूओडिनम) के मामले में भोजन के 3 या 4 घंटे पश्चात् (बहुधा रात्रि में) दर्द होता है। आमाशय के विपरीत ड्यूडिनल अल्सर में रोगी को भोजन करने पर कुछ राहत मिलती है। इसके अतिरिक्त वमन के पश्चात् व अम्लनाशक औषधि (एंटासिड) लेने पर भी रोगी को आराम मिलता है। नियत अवधि पर (पिरीयडीसिटी) आवेग पूर्ण (एपीसोडिक) दर्द ड्यूओडिनल अल्सर का एक मुख्य कारण है।

इसके अतिरिक्त रोगी ये लक्षण भी बता सकते हैं--खट्टी डकारें आना, सीने में जलन, पेट फूलना व पेट के ऊपरी भाग में गोला घूमना, मल का रंग काला होना (घाव से रक्तक्षय होने पर) आदि।

परीक्षण के दौरान पेट के ऊपरी हिस्से (मध्य अथवा दाहिनी ओर) इपीग्रेस्टियम या राइट हाइपोकोन्ड्रियम में दबाव डालने पर पीड़ा होती है। अल्सर से रक्तक्षय होने पर रक्ताल्पता के लक्षण व सभी चिह्न मिलते हैं।

जांच

पेट को बेरियम भोज्य से युक्त एक्स-रे परीक्षण, श्रावित अम्ल व जठर रस का विश्लेषणात्मक अध्ययन आदि जांच पूर्व से ही प्रचलित हैं। परन्तु पेट की अन्तःदर्शीय जांच (ओसोफैगोगैस्ट्रोड्ओडिनोस्कोपी) या ओ.जी.डी. आधुनिक चिकित्सा विज्ञान की देन है। इसके अन्तर्गत प्रकाश के सिद्धान्तों पर आधारित एक विशेष प्रकार की नली द्वारा मुंह के रास्ते पेट के विभिन्न अंगों का परीक्षण किया जाता है। इस विधि से अल्सर की उपस्थिति, स्थिति, आकार व प्रकृति की स्थिति का पता लग जाता है। संदेहास्पद प्रकृति जांच (हिस्टोपैथोलोजी) हेतु बायोप्सी भी इसी नली की सहायता से कर सकते हैं।

अल्सर से यदि रक्त रिस रहा है तो रक्त कणों की उपस्थिति का पता मल की जांच से लग सकता है।

बचाव व उपचार

बिना उपचार के पेट के घाव, खतरनाक जटिलताओं में परिवर्तित हो सकते हैं, जैसे—अल्सर के रास्ते आमाशय या ड्यूओडिनम की दीवार में छिद्र हो जाना, अत्यधिक रक्तचाप, आमाशय के कुछ अल्सरों का कैंसर में परिवर्तित होना आदि। अतः पेप्टिक अल्सर का समुचित उपचार अवश्य लें, मात्र दर्द मिटाने की औषधि या एंटासिड ही न लें।

शीघ्र लाभ के लिये निम्नलिखित बातों का ध्यान रखा जाना चाहिए।

- अधिक मसालेदार भोजन, चाय, कॉफी व अन्य गर्म खाद्य पदार्थों से बचें।
- धूम्रपान, तम्बाकू का सेवन व मद्यपान का त्याग आवश्यक है।
- जहां तक हो सके, मानसिक तनाव कम करें।
- दर्द होने पर ठंडे दूध का सेवन (खौलाकर ठंडा किया हुआ) लाभदायक हो सकता है, साथ ही अपने चिकित्सक द्वारा बतायी गयी औषधि का सेवन करें।

* एस्पिरिन दवा न लें। यदि गठिया या अन्य किसी बीमारी हेतु निबद्ध औषधियों का उपयोग हो तो अपने चिकित्सक के परामर्श के उपरान्त ही लें। स्वयं उपचार न करें।

औषधि उपचार फलप्रद न होने पर, घाव बार–बार बनने पर अथवा पेप्टिक अल्सर की जटिलताओं (कम्प्लीकेशंस) के होने पर शल्य चिकित्सा की आवश्यकता पड़ती है।

होम्योपैथिक उपचार : फास्फोरस, हेमेमेलिस, मिलिफोलियम, नेट्रमफास, एसिड सल्फ, लाइकोपोडियम, नक्सवोमिका आदि औषधियां योग्य चिकित्सक से परामर्श कर लेने पर लाभ मिलता है। मुझे व्यक्तिगत रूप से जिस प्रकार रोगियों को औषधि देने पर परिणाम मिले हैं वह इस प्रकार हैं—

नक्सबोम 200 रात में 15 मिनट पर तीन–चार खुराक (सप्ताह में एक बार) नेट्रमफॉस 30 व एसिड सल्फ 6 में लगातार 5 दिन तक दिन में तीन बार लक्षणों में समानता के आधार पर अन्य औषधियां भी उपयुक्त रहती हैं।

आधुनिक सभ्यता का परिणाम है कब्ज़ियत

कब्ज़ आधुनिक चिकनी–चुपड़ी सभ्यता की प्रमुख देन है। असंतुलित आहार, विकृत विहार एवं दूषित चिंतन का परिणाम है, कब्ज़। जब अजीर्ण अधिक समय तक कायम रहता है, तो उससे कोष्ठबद्धता या कांस्टीपेशन उत्पन्न हो जाता है। वैसे अनियमित जीवन व्यतीत करना, समय–कुसमय पर खाना, ठीक समय पर शौच न जाना आदि कारणों से भी कब्ज़ उत्पन्न होता है, पर अधिक आहार और उसके न पचने के पहले ही फिर भोजन करना अजीर्ण और कब्ज़ दोनों का मूल कारण होता है। चावल, मैदा, मिठाई आदि जैसे भोजन अधिक मात्रा में करना, जिसमें श्वेतसार की अधिकता हो और हरे शाक, तरकारी तथा फलों का उपयोग न करना, भोजन की खराबी से पाचक रस (पित्त) का कमजोर पड़ जाना आदि भी कब्ज़ उत्पन्न करने वाले होते हैं।

इनके फलस्वरूप भोजन का ठीक परिपाक नहीं हो पाता और वह बड़ी आंत में पहुंचकर शीघ्र बाहर निकलने के बजाय वहीं रुका हुआ सड़ने लगता है। इससे उसमें विषाक्त तत्त्व पैदा होने लगते हैं, गंदी वायु (गैस) उत्पन्न होकर समस्त शरीर में फैलने लगती है और रक्त के दूषित होने से तरह–तरह की शारीरिक शिकायतें पैदा होने लगती हैं।

कोष्ठबद्धता का सबसे पहला इलाज तो एनीमा ही है, जो लोग कब्ज़ को दूर करने के लिए जुलाब या अन्य दस्तावर औषधियां लेते हैं वे अपने हाथ से अपने पैरों में कुल्हाड़ी मारते हैं, दस्तावर दवा कैसी भी अच्छी क्यों न हो, उसके फल से आंतों को स्वाभाविक मल निकालने की ताकत घटती ही है और साथ ही पाचक रसों की भी बर्बादी होती है, जो कि हमारे जीवन के आधार होते हैं। जिस उद्देश्य के लिए ये दवाएं खाई जाती हैं, वह एनीमा या हरी शाक सब्जियों अथवा उनके रस से आसानी से पूरा हो सकता है, साथ ही स्वास्थ्य नष्ट होने से बच सकता है।

हरे शाकों तथा अन्य छिलकेदार खाद्य पदार्थों में स्वयंमेव पेट से बाहर निकलने का गुण होता है। इसलिए हम एनीमा द्वारा मलाशय में जमा हुए पुराने गांठदार मल को निकालकर बाहर कर देते हैं, तो शाकाहार और फलाहार से दस्त होने का कार्य स्वयंमेव हो जाता है।

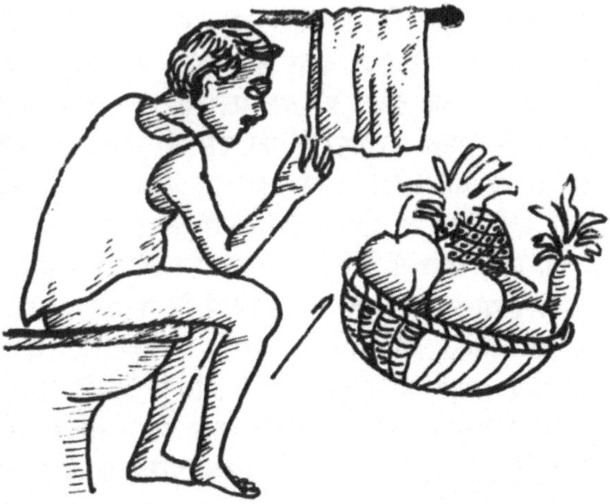

इस प्रकार भोजन में परिवर्तन करने के साथ कुछ साधारण उपचार करने से शीघ्र लाभ होता है। अगर सुबह उठकर शहद और नींबू का रस मिलाकर ठंडे जल का एक गिलास पी लें अथवा रात के भीगे हुए आधे छटांक मुनक्का या अंजीर का पानी पी लें और मुनक्का तथा अंजीर को खा लें तो पेट शीघ्र साफ हो सकता है। एनीमा के साथ मिट्टी की या गीले कपड़े की पट्टी सुबह के समय एनीमा लगाने से पूर्व या रात को सोते समय लगाई जानी चाहिए।

शरीर में कोई भी रोग हो और उसकी कैसी भी चिकित्सा करनी हो तो सबसे पहले दो–चार दिन का उपवास कर लेना अनिवार्य है। उपवास का अर्थ है, सब प्रकार का भोजन बिलकुल बंद कर देना। जब हम भोजन बंद कर देते हैं, तो दस–पांच घंटे में आमाशय बिलकुल खाली हो जाता है और शरीर को जो प्राण शक्ति भोजन को पचाकर रस रक्त बनाने में लगी रहती थी, वह इस कार्य में लग जाती है। यदि हम खाना बंद न करेंगे और प्राण शक्ति भोजन पचाने के कार्य में ही लगी रही, तो शरीर की सफाई, मल के बाहर निकलने, रोग के घटने आदि की कोई बात पूरी न हो सकेगी।

जब उपवास द्वारा प्राण–शक्ति को छुट्टी मिलती है, तो वह तुरन्त शरीर के सुधार और निर्माण के काम में जुट जाती है। उपवास के समय केवल गुदा मार्ग से ही मल नहीं निकलता वरन् आंख, कान, नाक से

भी मैल निकलने लगता है। जीभ और दांतों के ऊपर भी मैल की तह जम जाती है। चर्म के रोम कूपों द्वारा मल का कुछ अंश निकलने से भी पसीना बदबूदार हो जाता है। पेशाब में पीलापन बढ़ जाता है और उसमें कड़वापन आ जाता है और सांस में भी स्पष्ट रूप से बदबू जान पड़ती है।

उपवास करने में दूसरे–तीसरे दिन कुछ अधिक कष्ट जान पड़ता है। किसी–किसी को उबकाई (मतली) आती जान पड़ता है। पर यह कोई हानि की बात नहीं, दो--एक दिन में स्वयं ही मिट जाती है, जो लोग शारीरिक या मानसिक दृष्टि से निर्बल हैं, उन्हें एक–दो दिन के उपवास के बाद ही, जब इच्छा हो तब फल का रस लेना आरंभ कर देना चाहिए। टमाटर या अन्य तरकारियों का रस भी लिया जा सकता है। अन्यथा मट्ठा का प्रयोग भी थोड़ा नमक डालकर किया जा सकता है।

थोड़े दिन के उपवास में किसी तरह के भय या खतरे की बात नहीं है। जो लोग समझते हैं कि दो–चार दिन भोजन न करेंगे, तो दुर्बल हो जाएंगे, उनका खयाल ठीक नहीं है। उपवास के कारण भीतरी अंगों को एक प्रकार की नई शक्ति भी प्राप्त हो जाती है। इसलिए वे रस और रक्त बनाने का कार्य पहले की अपेक्षा कहीं अधिक अच्छी तरह से करते हैं। उपवास के समय मनुष्य का भार ज़रूर कम हो जाता है और कमजोरी आती है, पर शरीर की शुद्धि हो जाने से उसका परिणाम बहुत लाभदायक निकलता है।

अगर कोई इस बात की जानकारी प्राप्त करना चाहे कि उपवास पूरे हो जाने की ठीक पहचान कैसे की जा सकती है, तो उसे अपनी सभी शारीरिक क्रियाओं का ध्यानपूर्वक निरीक्षण करना पड़ेगा। जैसे जीभ से मल निकलता जाएगा, जब मल समाप्त हो जाएगा, तब जीभ साफ होकर गुलाबी हो जाएगी। सांस की बदबू जाती है, यह सांस क्लोराफार्म की तरह मीठी–सी जान पड़ती है।

जैसे–जैसे मल का शोधन होकर नाड़ियां खुलती जाती हैं, वैसे–वैसे ही रक्त संचरण में वृद्धि होती है और परिणामतः तापमान बढ़ जाता है। इस बात की परीक्षा अनेक लोगों के संबंध में की जा सकती है कि उपवास से शरीर के दुबले होने का भय निराधार है।

इस तरह यदि उपवास आदि के द्वारा शरीर की सफाई वर्ष में एक बार भी कर ली जाए और आहार–विहार में प्रकृति के अनुकूल चलने का अधिकाधिक ध्यान रखा जाए, तो खोया हुआ स्वास्थ्य निःसन्देह प्राप्त किया जा सकता है और आगे के लिए रोगों से मुक्त रहकर निरोग और सुखी जीवन बिताया जा सकता है। इस दिशा में जितनी सफलता प्राप्त की जा सकती है, उतनी ही आरोग्यता की वृद्धि होगी। उत्तम स्वास्थ्य दवाओं से नहीं, प्राकृतिक नियमों के अनुसार यापन करने से ही प्राप्त हो सकता है।

दस्त कर देता है पस्त

दस्त रोग हमारे देश की एक आम समस्या है। बच्चों और बूढ़ों में यह खासतौर पर अधिक खतरनाक होता है और लाखों शिशु असमय ही दस्त रोग से मौत का शिकार हो जाते हैं। एक अनुमान के अनुसार वर्ष भर में औसतन तीन–चार बार हर व्यक्ति को इस रोग से दो–चार होना पड़ता है। इस रोग के प्रमुख कारणों में वायरस, बैक्टीरिया तथा अमीबा हैं। आंत की टी.बी. से भी दस्त हो सकते हैं।

यह बीमारी गर्मियों एवं बरसात में बहुत होती है। खासतौर पर मक्खियों और गंदगी द्वारा फैलने के कारण यह रोग गर्मियों और बरसात में अधिक होता है। यहां हम दस्त रोग के लक्षण, उपचार एवं बचाव के उपायों पर चर्चा करेंगे।.

दस्त रोग के लक्षण

दस्त रोग का सबसे खास लक्षण है—पतला पाखाना आना। शुरू–शुरू में एक–दो पाखाना मुलायम–सा आता है और बाद में बिलकुल पानी की तरह पतला हो जाता है। हैजा रोग के कारण होने वाले दस्तों में पाखाने का रंग चावल के पानी (मांड़) की तरह हलके भूरे रंग का होता है।

दूसरे प्रकार के दस्तों में पाखानों का रंग हरा या पीला होता है। अकसर पाखाने में काफी मात्रा में चिकना, लसलसा पदार्थ भी मिला होता है, जिसे म्यूकस कहते हैं। कई रोगियों के पाखाने से भूरे रंग का मवाद भी मिला हुआ हो सकता है। गंभीर रूप से बीमार कुछ रोगियों के पाखाने में खूनी पेचिश या डिसेंट्री कहते हैं। हैजे के रोगी के पाखाने में कोई गंध नहीं होती, जबकि खूनी पेचिश में और दस्त रोग के अधिकांश अन्य रोगियों में पाखाना अकसर बदबूदार होता है। प्रायः पाखाना झागदार भी होता है और शौचालय की तली पर चिपक जाता है तथा बड़ी मुश्किल से छूटता है।

आमतौर पर चौबीस घंटे में चार–पांच बार ही पाखाना आता है, किंतु कुछ गंभीर रोगियों में बीस से तीस बार भी पाखाना आ सकता है।

ज्यादातर रोगियों को पतले पाखाने के साथ–साथ पेट में दर्द भी होता है। दर्द, हलके या तेज मरोड़ के रूप में हो सकता है। कुछ रोगियों को दस्त के साथ उल्टियां भी हो सकती हैं। रोगी कमजोरी और थकान महसूस करता है। खड़े होने पर उसे चक्कर आते हैं और आंखों के आगे अंधेरा छा जाता है। कुछ रोगियों को हलका बुखार भी आता है। कभी–कभी बुखार तेज कंपकंपी के साथ आता है।

शरीर में पानी की मात्रा कम हो जाने की वजह से रोगी की खाल ढीली और चमकहीन हो जाती है, आंखें अंदर धंस जाती हैं तथा जीभ सूख जाती है। पेशाब बनना बहुत कम हो जाता है और यदि शीघ्र इलाज न किया जाए तो बिलकुल बंद भी हो सकता है। यह खतरनाक स्थिति है और इसमें रोगी के गुर्दे काम करना बंद कर देते हैं। इससे कम–से–कम आधे रोगियों की मौत हो जाती है।

छोटे बच्चे को दस्त होने पर वह दूध पीना बंद कर देता है, चिड़चिड़ा हो जाता है और बार–बार रोने लगता है। बाद में बच्चा सुस्त होता जाता है। कई बार छोटे बच्चे को दस्त होने पर माताएं अज्ञानतावश अफीम दे दती हैं, जिससे पाखाना आना तो बंद हो जाता है, किन्तु दस्त का विषैला

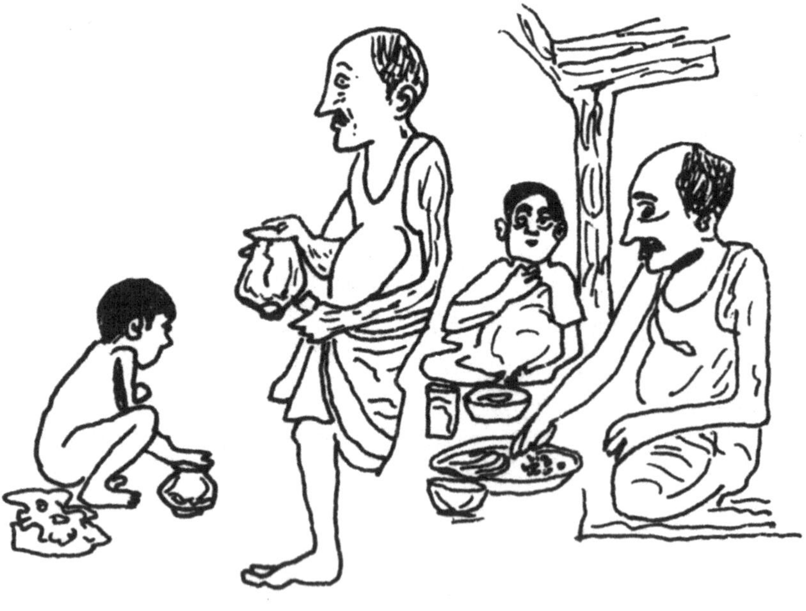

पानी आंतों के अन्दर जमा होता रहता है और बच्चे का पेट तेजी से फूलने लगता है। ऐसे में जरा-सी असावधानी से बच्चे की मौत हो सकती है

दस्त रोग कब खतरनाक हो सकता है?

तीन परिस्थितियों में दस्त रोग जानलेवा साबित होता है—

(क) तेजी के साथ शरीर में पानी की मात्रा कम होने के कारण मंस्तिष्क में खून का संचार कम होने से रोगी बेहोश होकर मर जाता है।

(ख) पाखाने के साथ काफी मात्रा में खून जाने (खूनी पेचिश) से।

(ग) रक्तचाप (ब्लड प्रेशर) कम होने के कारण गुर्दे को खून न मिलने की वजह से गुर्दे फेल होने से।

इलाज कैसे करें?

दस्त रोग के इलाज का मुख्य उद्देश्य है शरीर में हुई पानी एवं नमक की कमी को पूरा करना। हलके-फुलके दस्तों (चौबीस घंटे में चार-पांच से कम) का इलाज तो मां-बाप या परिवार के अन्य सदस्य घर पर ही कर सकते हैं, किन्तु गंभीर रोगी को अवश्य अस्पताल में भर्ती कराना चाहिए।

आजकल सभी मेडिकल स्टोरों पर 'जीवन रक्षक घोल' (ओरल डिहाइड्रेशन सोल्यूशन) बनाने के पॉउडर के पैकेट उपलब्ध हैं। पैकेट पर लिखे निर्देश के अनुसार एक पैकेट पॉउडर को एक लीटर उबालकर ठंडा किये हुए पानी में मिलाकर ढककर रख लें। इस घोल को रोगी को लगातार पिलाते रहें। कितना घोल पिलाएं इसकी कोई सीमा नहीं है। तब तक पिलाते रहें, जब तक खाल की चमक वापस न लौट आए और आंखों के गड्ढे भी भर जाएं तथा रोगी पेशाब करना शुरू कर दे। मां-बाप को चाहिए कि बच्चे का पेशाब एक बर्तन में इकट्ठा करते रहें, ताकि यह पता लग सके कि पेशाब भरपूर मात्रा में बन रहा है या नहीं। यदि रोगी को उल्टियां हो रही हों, तो भी यह घोल पिलाते रहें। ऐसे रोगियों की आंतें भी इस घोल को काफी मात्रा में हज़म (अवशोषित) कर लेती हैं।

जीवन रक्षक घोल पिलाते रहने पर आमतौर पर रोगी दो-तीन घंटे में पेशाब करने लगता है और उसकी दशा सुधरने लगती है। ऐसा न होने पर रोगी को अस्पताल में भर्ती कराकर नस (शिरा) द्वारा ग्लूकोज़ तथा नमक का घोल चढ़ाने की आवश्यकता पड़ती है।

अधिकांश रोगी इस इलाज से ठीक हो जाते हैं। यदि इलाज के बावजूद चौबीस से अड़तालीस घंटे के अंदर रोगी के दस्त न रुके, उसको

बुखार आए या पाखाने में खून आ रहा हो, तो यह गंभीर स्थिति का परिचायक है। ऐसे रोगी की चिकित्सा किसी योग्य गैस्ट्रोइण्टरोलोजिस्ट की देखरेख में करवानी चाहिए।

दस्त रोग से कैसे बचें?

दस्त रोग प्रायः कुछ प्रकार के विषाणु (वायरस), जीवाणु (बैक्टीरिया) या अमीबा के मनुष्य की आंतों में पहुंचने के कारण होता है। यह रोगाणु रोगी के पाखाने में असंख्य तादाद में मौजूद रहते हैं। रोग के फैलने के कारण निम्नलिखित हैं—

(क) रोगी के पाखाने में मक्खियों द्वारा रोगाणु का भोजन तक पहुंचना।

(ख) पीने के पानी का रोगी के पाखाने के अंश मिलने से दूषित होना।

(ग) घर में रोगी का पाखाना साफ करने के बाद गंदे हाथों से ही भोजन करने लग जाना।

इन तीन प्रकार से फैलने वाले संक्रमण को रोकने के लिए निम्नलिखित उपाय करने चाहिए।

* उस दुकानदार से कोई मिठाई या अन्य कोई चीज न खरीदें, जो भोज्य पदार्थों को जाली से ढककर नहीं रखता।
* उस होटल या ढाबे में खाना न खाएं जहां मक्खियां हों या जहां पर कर्मचारी सफाई न रखते हों।
* सड़क पर लगे ठेलों और खोमचे वालों से चाट न खाएं। इन पर मक्खियों का अंबार लगा रहता है। यदि मन न माने तो केवल खूब गर्म आलू की टिक्की, सूखी ही (बिना खटाई, चटनी या दही डाले) हाथ में लेकर खाएं।
* दावतों में सलाद या रसमलाई न खाएं। आमतौर पर दावतों में सलाद तैयार करते समय सफाई रखने का रिवाज नहीं है। केवल गर्म पूड़ी, गर्म सब्जी, गर्म दाल या गर्म हलवा ही लें। दावतों में पानी कभी न पीएं। अच्छा हो यदि आप घर से एक बोतल में शुद्ध पानी साथ लेकर जाएं।
* संतरे, मौसम्मी या किसी फल का रस बाजार में निकलवा कर न पीएं। फल घर लाकर स्वयं रस निकालें या बिना कटे फल खाएं। बाजार के रस में अक्सर मक्खियों का रस भी मिला रहता है। इसी कारण बाजार में फ्रूट-चाट (कटे फलों की चाट) खाना भी ठीक नहीं है।

* ककड़ी, तरबूज, खरबूजा, अंगूर कभी बाजार में न खाएं। घर लाकर साफ पानी से अच्छी तरह धोकर खाएं। बाजार में केवल केले छीलकर खा सकते हैं।
* घर में खाना खाने से पहले हाथों को अच्छी प्रकार साबुन या राख से धो लें। गंदे हाथों में रोगाणु लगे हो सकते हैं।
* घर में हमेशा खाना ताजा–ताजा ही खा लें। बासी होने पर खाने में रोगाणु के बढ़ जाने का खतरा रहता है।
* यदि घर में कोई दस्त का रोगी है, तो उसकी सफाई करते समय भूलकर भी कुछ न खाएं। साबुन से अच्छी प्रकार हाथ साफ करने के बाद ही दूसरे कमरे में जाकर भोजन करें।
* रोगी के कमरे में तथा उसके मलमूत्र पर मक्खियां न बैठने दें। रोगी के पाखाने को तुरंत शौचालय में बहा दें या खेत में गड्ढा खोदकर गाड़ दें। रोगी के पाखाना करने के स्थान पर फिनायल या किसी अन्य कीटनाशक से साफ कर दें।
* अपने और छोटे बच्चों के नाखून काटकर रखें। बढ़े हुए नाखूनों को साफ करना मुश्किल होता है और उनमें रोगाणु छिपे हुए रह सकते हैं।
* गांवों के निवासियों को सलाह है कि जब गांव में हैजा, दस्त का रोग फैल रहा हो, तो अपने कूओं में 'ब्लीचिग पाउडर' नामक दवा डालकर उन्हें शुद्ध कर लें।
* रोगी के तीमारदारों (देखभाल करने वाले घर के सदस्यों) को कई उदर रोग विशेषज्ञ सलाह देते हैं कि वह रोगी से बचने के लिए टेट्रासाइक्लीन 250 मिलीग्राम नामक दवा का एक–एक कैप्सूल दिन में चार बार दो--तीन दिन तक खाली पेट खाएं।

जाड़ों में भी हो सकती है पानी की कमी

अधिकांश लोग यही समझते हैं कि पानी की कमी (डिहाइड्रेशन) केवल गर्मियों के मौसम की समस्या है और जाड़ों के आते ही इससे छुटकारा मिल जाता है, लेकिन सच तो यह है कि शरीर में पानी की कमी की समस्या सर्दियों का मौसम आने पर भी समाप्त नहीं होती, बल्कि इस मौसम में तो इसका खतरा और ज़्यादा बढ़ जाता है, क्योंकि इस मौसम में लोग व्यायाम करने के पहले, बीच में और बाद में पानी या अन्य कोई द्रव पदार्थ लेना बिलकुल भूल जाते हैं।

जाड़ों के मौसम में खिलाड़ी और व्यायाम करने वाले आम आदमी भी शरीर की आवश्यकताओं के अनुरूप पानी या द्रव पदार्थ लेना भूल जाते हैं, जो शरीर की सामान्य क्रियाओं के लिए अति आवश्यक है। अध्ययनों से यह बात प्रकाश में आई है कि जो एथलीट जाड़ों के मौसम में पर्याप्त मात्रा में पानी तथा अन्य पेय पदार्थ नहीं पीते हैं, उनका प्रदर्शन सामान्य से फीका रहता है। उन्हें खेल में आनंद का अनुभव नहीं होता तथा वे बहुत जल्दी थक जाते हैं। अमेरिका के कोलरेडो विश्वविद्यालय के व्यायाम संबंधी शारीरिक क्रियाओं के विशेषज्ञ डॉ. एडमंड बर्क ने चौदह एथलीटों पर पानी पीने के प्रभाव का अध्ययन किया। इस अध्ययन के परिणामों से डॉ. बर्क आश्चर्यचकित रह गए। जिन एथलीटों ने खेल के दौरान पर्याप्त मात्रा में पानी नहीं पिया, उनके रक्त प्लाज्मा के आयतन में पांच प्रतिशत की कमी देखी गई, जबकि पर्याप्त मात्रा में पानी लेने वालों में यह कमी केवल 0.1 प्रतिशत ही थी।

ऐसे ही अन्य अध्ययनों से पता चला है कि रक्त में प्लाज्मा का स्तर घट जाने से मांसपेशियों की शक्ति में कमी आ जाती है, हृदय गति तथा शरीर का तापमान बढ़ जाता है और व्यायाम के पश्चात् थकावट दूर होने में अपेक्षाकृत अधिक समय लगता है। डिहाइड्रेशन के कारण

मांसपेशियों में ऐंठन भी हो सकती है। 'पैन स्टेट स्पोर्ट्स न्यूज लैटर' में छपे एक अन्य अध्ययन में यह निष्कर्ष निकला था कि यदि अड़सठ किलोग्राम भार के किसी एथलीट में व्यायाम के दौरान शारीरिक भार में दो प्रतिशत तक कमी आती है, तो उसकी शारीरिक व मानसिक क्षमता में बीस प्रतिशत तक कमी आ सकती है। इस अध्ययन के अनुसार पानी की कमी के लक्षणों में थकान के अलावा भूख न लगना, मुंह लाल होना, सिर में चक्कर आना तथा मूत्र के रंग और गंध का बदल जाना मुख्य है। मूत्र का रंग गहरा पीला हो जाता है तथा उसमें तीव्र दुर्गंध आती है। ऊंचे स्थानों पर पानी की कमी की आशंका इस कारण और ज़्यादा हो जाती है क्योंकि फेफड़ों द्वारा भी पानी की क्षति बढ़ जाती है।

जाड़ों के मौसम में पानी की कमी होने के कई कारण हैं। सबसे महत्त्वपूर्ण कारण तो यह है कि लोग जाड़ों में पानी बहुत कम पीते हैं। एक अन्य कारण यह है कि जाड़ों में हवा शुष्क होती है और प्रत्येक सांस के साथ शरीर से पानी की क्षति होती रहती है। सांस के द्वारा एक दिन में लगभग एक से डेढ़ लीटर पानी शरीर से बाहर निकल जाता है। इसके अलावा ज़रूरत से ज़्यादा गर्म कपड़े लाद लेने से पसीना ज़्यादा आता है। मौसम की अपेक्षा

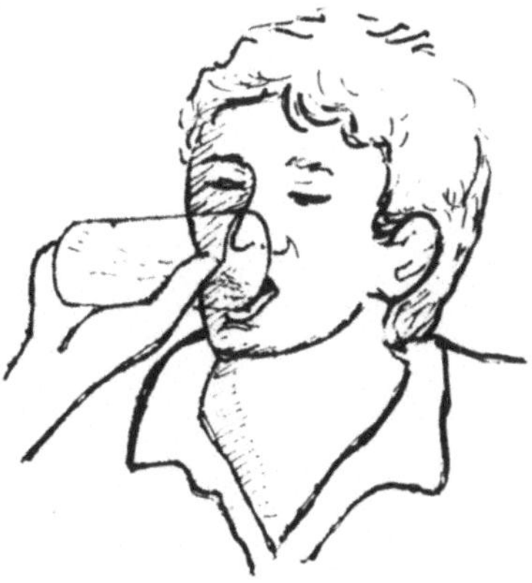

ज़्यादा गर्म कपड़े पहनने से व्यायाम करते समय या खेलते समय एक घंटे में दो लीटर से ज़्यादा पानी पसीने के रूप में निकल जाता है। इस मौसम में व्यायाम तथा अभ्यास के दौरान होने वाली पानी की सामान्य क्षति के अलावा एक अन्य परिवर्तन यह होता है कि ठंड के साथ ही शरीर में मूत्र निर्माण भी ज़्यादा होने लगता है और जितना अधिक मूत्र बनता है, डिहाइड्रेशन की आशंका भी उतनी बढ़ जाती है।

इस कारण यह आवश्यक है कि जाड़ों के मौसम में भी 'डिहाइड्रेशन' के प्रति सावधान रहें। चार या इससे अधिक पतले दस्त होने पर तुरंत ओ.आर.एस. का घोल बनाकर पीना शुरू कर दें तथा इससे आराम न मिलने पर चिकित्सक की सलाह लें। व्यायाम करने या अपनी पसंद के

खेल के अभ्यास से पूर्व योजना बनाकर शरीर में पानी की आपूर्ति सुनिश्चित कर लें। सबसे अच्छा उपाय तो व्यायाम या खेलने के अभ्यास से दो घंटा पूर्व दो गिलास पानी या अन्य कोई पेय पदार्थ पीना चाहिए। व्यायाम के दौरान भी खिलाड़ियों व अन्य लोगों को पंद्रह–बीस मिनट के अंतराल पर एक गिलास पानी पीते रहना चाहिए। एक घंटे से कम समय तक चलने वाले व्यायाम के लिए डिहाइड्रेशन से बचने का सबसे अच्छा उपाय ठंडा पानी पीना ही है, जबकि इससे ज़्यादा समय के व्यायाम के लिए 'स्पोर्ट्स ड्रिंक' का सेवन करना चाहिए। एक दिलचस्प तथ्य है कि गर्म पेय पदार्थों की अपेक्षा ठंडे पेय पदार्थ (15 से 20 डिग्री सेल्सियस) शरीर में जल्दी अवशोषित कर लिए जाते हैं।

मजाक में न टालें पेट के दर्द को

एक आम समस्या है पेट का दर्द। शायद ही कोई व्यक्ति ऐसा हो, जिसे कभी -न-कभी पेट में दर्द न हुआ हो। लेकिन आपको यह जानकर ताज्जुब होगा कि पेट का दर्द अपने-आपमें कोई बीमारी नहीं है, यह तो तमाम बीमारियां अलग-अलग तरह के पेट के दर्द के रूप में प्रकट होती हैं। साधारणतया किसी भी छोटी-मोटी बीमारी के कारण पेट में दर्द हो सकता है, लेकिन कभी-कभी पेट का दर्द किसी गंभीर एवं खतरनाक बीमारी का प्रारंभिक लक्षण भी हो सकता है। पेट का दर्द तीन तरह का हो सकता है।

विसरल पेन

इस तरह का पेट-दर्द पेट के आंतरिक अंगों में होता है व अकसर दर्द काफी तेज न होकर धीमा होता है। मरीज दर्द की लोकेलाइज नहीं कर पाता, यानि वह दर्द के सही स्थान का निर्धारण नहीं कर पाता, कि दर्द वास्तव में किस स्थान पर हो रहा है। ऐसा दर्द मरीज को कुछ घंटों से लेकर कुछ दिनों तक लगातार या रुक-रुककर बना रह सकता है और पेट के ऊपरी हिस्से में, नाभि के इर्द-गिर्द तथा पेट के निचले हिस्से में दर्द होता है।

खासतौर पर जिगर, आमाशय, ड्यूओडिनम (ग्रहणी), पित्त की थैली और अग्न्याशय (पैंक्रियाज) आदि अंगों की बीमारियों में होने वाला दर्द पेट के ऊपरी हिस्से में महसूस किया जाता है। छोटी आंत, अपेंडिक्स तथा बड़ी आंत के रोगों का दर्द पेट के बीच के हिस्से में महसूस किया जाता है। बड़ी आंत के बीच व आखिरी के हिस्से, मलाशय, गुर्दे, मूत्रवाहिनी, मूत्राशय, स्त्रियों के गर्भाशय (यूटरस) व डिम्बाशय (ओवरी) आदि अंगों का दर्द पेट के निचले हिस्से में महसूस होता है।

पेट के बीच वाले हिस्से में होने वाला दर्द जलन के रूप में हो सकता है या कभी–कभी यह क्रेपिंग पेन (ऐंठन वाले दर्द) के रूप में भी होता है। अकसर दर्द के साथ–साथ पसीना आना, बेचैनी महसूस होना, जी घबराना व उल्टी होना आम बातें हैं। शरीर कभी–कभी पीला भी पड़ जाता है। मरीज दर्द को कम करने के चक्कर में इधर–उधर दौड़–भाग करता है, लेकिन इससे भी कोई आराम नहीं मिलता।

पैराइटल पैन

इस तरह का पेट दर्द अच्छी तरह से लोकेलाइज होता है और मरीज आसानी से दर्द का स्थान निर्धारित कर सकता है। यानि वह अंगुली से बता सकता है कि दर्द यहां है। जैसे—अपेंडिक्स की सूजन में जब उसके ऊपर की बाहरी पैरीटोनियम भी सूज जाती है, तब एक खास बिन्दु–– जो पेट के दायें हिस्से से नीचे की तरफ होता है, पर दर्द होता है। इसे मैकबर्नी बिन्दु कहा जाता है।

रेफर्ड पेन

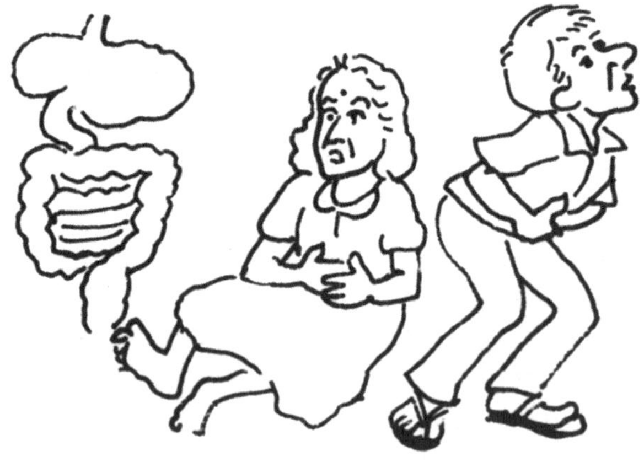

इस तरह का पेट दर्द, जिस जगह बीमारी है, उससे काफी दूर जाकर होता है। इसका कारण यह है कि स्पाइनल कॉर्ड (सुषुम्ना) में शरीर के विभिन्न हिस्सों के लिए एक खास जगह निर्धारित होती है, जो उन हिस्सों का संचालन करती है। जैसे—हाथ व हृदय के लिए स्पाइनल कॉर्ड में एक ही जगह निर्धारित होती है, इसीलिए हृदय की बीमारी का दर्द हाथ में महसूस हो सकता है और हाथ की बीमारी का दर्द हृदय में महसूस हो सकता है। यह त्वचा में भी महसूस हो सकता है व शरीर के अंदरूनी हिस्से में भी। यह भी एक जगह पर केंद्रित हो जाता है व मरीज बता सकता है कि उसे दर्द कहां है। ऐसा इसलिए होता है, क्योंकि दर्द वाली जगह की संवेदनशीलता बढ़ जाती है।

पेट दर्द के लिए उत्तरदायी कारणों या बीमारियों को हम दो वर्गों में बांट सकते हैं। एक में वे बीमारियां या कारण, जिनके उपचार में सर्जरी की ज़रूरत नहीं पड़ती और दूसरी वे, जिनके उपचार में सर्जरी की ज़रूरत पड़ती है। ऐसी बीमारियां, जिनमें सर्जरी आवश्यक नहीं है, उनमें पेप्टिक अल्सर, आमाशय की सूजन, डयूओडिनम (ग्रहणी) की सूजन, जिगर की सूजन, ग्रासनली की सूजन, वायरल हैपेटाइटिस, अमीबाजनित हैपेटाइटिस, अग्न्याशय (पैंक्रियाज) की सूजन, अपच, गैस रोग, इरिटेबल बाउल सिंड्रोम (आंतों की ऐंठन) अमीबाजनित, घाव वाली व वैसिलरी पेचिश, गुर्दे व मूत्राशय की सूजन प्रमुख हैं। कभी-कभी पेट में बीमारी न होने पर भी पेट में दर्द हो सकता है। जैसे—हृदय की बीमारी। कभी-कभी निमोनिया में भी बच्चों को खासतौर पर पेट में दर्द होता है व दस्त भी लग सकते हैं।

ऐसी बीमारियों में भी पेट में दर्द हो सकता है, जिनमें सर्जरी की आवश्यकता पड़ती है। खासतौर से अपेंडिक्स, पित्ताशय की पथरी, आंत में भोजन का अवरोध (इसमें पेट फूल जाता है, मल रुक जाता है व उल्टी भी हो सकती है) हर्निया (इस बीमारी में अकसर पेट में दर्द नहीं होता, पर जब हर्निया में रुकावट आ जाती है, तब पेट में तेज दर्द होता है व तुरन्त ऑपरेशन की ज़रूरत पड़ती है। ऐसा न करने पर आंत के गलने या फटने का खतरा रहता है) गुर्दे की पथरी, मूत्रवाहिनी व मूत्राशय की पथरी में भी पेट में दर्द होता है।

कारण तथा निदान

रोगी द्वारा बताये गए लक्षणों से चिकित्सक की रोग के सही निदान में ही मदद मिलती है। दर्द कहां है, खाने के पहले दर्द होता है या बाद

में, कितना तेज दर्द होता है व किस तरह का होता है, जैसे—पेप्टिक अल्सर जब फटता है उसमें बड़ा असहनीय दर्द होता है। कुछ खास तरह की बीमारियों में विशेष प्रकार का दर्द होता है—पेप्टिक अल्सर में जलन या भारीपन व आंत के अवरोध में बड़ी तेज मरोड़ वाला दर्द। पित्त की थैली की पथरी का दर्द सिकुड़ता-सा अहसास देता है तथा पैंक्रियाज की सूजन में बड़ा तेज व भयावह दर्द होता है जिसमें मरीज बहुत घबरा जाता है। अपेंडिसाइटिस में लगातार दुखन-सी महसूस होती है। इसके अतिरिक्त दर्द किस तरह से शुरू होता है व किस तरह से बढ़ता है। यह जान लेवा भी कई बार मूल बीमारी का पता लगाने में चिकित्सक के बड़े काम आता है। पेप्टिक अल्सर का दर्द अकसर खाना खाने के डेढ़-दो घंटे तक बना रहता है। इसके साथ-साथ खट्टी डकारें आना व सुबह के वक्त छाती में जलन जैसे लक्षण भी प्रकट हो सकते हैं। प्रायः सुबह खाली पेट में दर्द अधिक होता है व उल्टी होने के बाद दर्द में थोड़ा-सा आराम आ जाता है। खाना खाने या ठंडा दूध पीने से भी दर्द कुछ घटता है। अकसर मरीज रात में दो-तीन बजे के आसपास कुछ खा लेता है, जिससे दर्द कुछ कम हो जाता है।

इसी तरह पित्ताशय की पथरी वाला दर्द अकसर चर्बी वाली या तली हुई चीजें या घी-तेल ख़ाने से बढ़ जाता है। गुर्दे की पथरी वाला दर्द कमर के पिछले हिस्से से शुरू होकर आगे की तरफ मूत्र मार्ग की ओर जाता है व इसमें रोगी काफी तड़पता है। वह करवटें बदलता रहता है, लेकिन दर्द ठीक नहीं होता। कभी-कभी पेशाब में खून भी आ सकता है। इसी तरह से आंत के अवरोध वाले पेट दर्द में रोगी को उल्टियां होती हैं, मल रुक जाता है व गैस भी नहीं निकलती। पेट फूलने लगता है व शरीर में पानी की कमी हो जाती है।

रोगी का शारीरिक परीक्षण भी रोग निदान में सहायक होता है। अगर किसी मरीज की नब्ज तेज चल रही है, उसे बुखार व पसीना आ रहा है, तो शरीर में कीटाणु जनित संक्रमण हो सकता है, जैसे गुर्दे या पेरीटोनियम की सूजन या पित्त की नली की सूजन। शारीरिक परीक्षण में यह भी देखते हैं कि पेट फूला हुआ है, तो यह छोटी आंत के अवरोध का परिचायक है। यदि पेट दायीं व बायीं ओर फूला हो, तो यह बड़ी आंत के अवरोध का परिचायक है। अगर पेट बहुत बड़ा महसूस होता है व दबाने से पूरे पेट में दर्द हो, तो पेरीटोनियम की झिल्ली में सूजन हो सकती है।

कुछ बीमारियां, जैसे—अपेंडिसाइटिस, पित्ताशय की सूजन, जिगर की सूजन, गुर्दे की सूजन आदि में पेट के कुछ विशेष हिस्सों में दबाने से दर्द महसूस होता है, जिसे अंग्रेजी में टेंडरनेस कहते हैं। गर्भाशय व डिम्बवाहिनी की सूजन में स्त्रियों को पेट के निचले हिस्से में दबाने से काफी दर्द महसूस होता है। रोगी के वृत्तांत व शारीरिक परीक्षण से चिकित्सक को उसके रोग के बारे में काफी अंदाजा हो जाता है। इस अनुमान की पुष्टि करने हेतु अलग-अलग तरह की जांचें चिकित्सक द्वारा करवायी जाती हैं—जैसे पेप्टिक अल्सर का शक हो, तो उस परिस्थिति में बैरियम मील एक्स-रे तथा इंडोस्कोपी जांच करवायी जाती है। अगर पित्ताशय या गुर्दे की पथरी का अंदेशा हो तो एक्स-रे अल्ट्रासाउंड जांचें करवायी जाती हैं। किसी भी तरह की पेचिश होने की दशा में सिग्माइंडोस्कोपी जांच की ज़रूरत होती है। अगर आंत में अवरोध की आशंका हो, तो मरीज को खड़ा करके उसके पैर का एक्स-रे कराते हैं। इसके अतिरिक्त वायरल हैपेटाइटिस (वायरस के कारण जिगर की सूजन) व जिगर की अन्य बीमारियों का शक होने पर रोगी के खून के कुछ विशेष टेस्ट (बिलिरूबिन) आदि कराते हैं। अगर मरीज को पीलिया भी हो व पित्तवाहिनी में रुकावट का अंदेशा हो, तो एक विशेष जांच--'ई.आर.सी.पी.' करवाते हैं, यह एक खास तरह की इंडोस्कोपी जांच होती है। अगर स्त्री के जननांगों में सूजन का अंदेशा हो तो स्त्री रोग विशेषत जननांगों की पूरी जांच करते हैं। इन जांचों में अकसर रोगी के पेट दर्द के सही कारण का पता लग जाता है। यदि पेट में कीड़े होने का शक हो, तो रोगी के मल की जांच करायी जाती है।

भारत में चूंकि पेट के कीड़ों की बीमारी बहुत ज़्यादा पायी जाती है, अतः यदि कोई बच्चा कमजोर हो, उसके पेट में अकसर दर्द रहता हो व कभी-कभी पेट फूल भी जाता है, तो ऐसी दशा में अधिकांश चिकित्सक रोगी को पेट के कीड़ों की दवा देते हैं।

यदि कैंसर की वजह से पेट में दर्द हो, तो उस रोगी को कुछ नशीली दवा देने में चिकित्सक को परहेज़ नहीं करना चाहिए। हालांकि ऐसी दवाएं रोगी को लगातार नहीं दी जानी चाहिए, क्योंकि कालान्तर में रोगी इन दवाओं का आदी हो सकता है व इनसे छुटकारा दिला पाना चिकित्सक के लिए भी मुश्किल हो जाता है। यदि इन सारी से भी रोग के सही कारण का पता नहीं चलता, तो आखिर में शल्य चिकित्सक को रोगी की शल्य चिकित्सा ही करनी पड़ती है।

वायुविकार से बचने के कुछ खास उपाय

आजकल पेट में वायुविकार एक प्रचलित रोग बन गया है। जिसे देखिए वही वायुविकार से ग्रस्त है। पेट में गैस बनती है। कभी सिर में चढ़ जाती है, कभी हृदय पर दबाव डालती है, कभी जोड़ों में फंसकर उन्हें पीड़ाग्रस्त कर देती है तो कभी आंतों में फंसकर उनके कार्य में बाधा पहुंचाने लगती है। इसका इलाज कितना भी करिए, बोतल के जिन्न की तरह यह बार-बार सामने आ जाती है। अनेक चिकित्साएं इसके लिए लोग आजमाते हैं पर 'मर्ज बढ़ता गया ज्यों-ज्यों दवा की' की तर्ज पर घूम-फिर कर फिर वहीं लौट आते हैं। कभी गोली से, कभी कैप्सूल, कभी टॉनिक तो कभी इंजेक्शन, कभी भस्म तो कभी काढ़ा... सबके सब इस वायुविकार से निटपने में अपने को असमर्थ पाते हैं।

वास्तव में वायुविकार रोग नहीं, रोग का एक लक्षण मात्र है। इसका मूल कारण हमारी आदतों में छिपा हुआ है। पेट में या आंतों में वायु या अन्य गैसों का एकत्र हो जाना ही वायुफुल्लता है। बार-बार होने वाली यह वायुफुल्लता ही अंत में वायुविकार को जन्म देती है। यह स्वयं रोग नहीं है पर इसकी वजह से पेट में हुई बेचैनी और घबराहट हो सकती है। दरअसल वायुविकार होने का मतलब है अपच और कब्ज़ का एक लम्बा इतिहास। धीरे-धीरे पाचन कार्य से संबंधित अंग कमजोर पड़ने लगते हैं। उनको सहारा देने वाली और अपने स्थान पर बनाए रखने वाली मांसपेशियां भी शिथिल पड़ जाती हैं और इन सबका कारण होता है लम्बे समय से चल रहे खाने-पीने की गलतियां, गरिष्ठ भोजन करना, समय-कुसमय खाना अखाद्य पदार्थों को खाना, अति भोजन करना, बेमेल चीजें खाना और व्यायाम से जी चुराना।

शुरू में वायुविकार के लक्षण ज़्यादा तकलीफदेह नहीं होते। मलद्वार

से आवाज़ के साथ वायु निकलती है जो कई बार दुर्गंधयुक्त भी होती है। पेट में जोर-जोर से गुड़गुड़ाहट की आवाजें और गले से डकार के रूप में वायु का निकलना इसके लक्षण हैं। चूंकि कब्ज़ और अपच ही इसके मूल कारण हैं इसलिए खाने से अरुचि, जीभ पर मैल जमा रहना, दुर्गंधयुक्त श्वास-प्रश्वास, पेट में भारीपन तथा पेट भरा हुआ और तना हुआ महसूस होना आदि लक्षण भी दिखाई देते हैं। कई बार पेट फूल जाता है और पूरे पेट में हलका दर्द युक्त तनाव महसूस होने लगता है। खट्टी या कड़वी डकार के साथ मुंह में अकसर खट्टा या कड़वा पानी भी आ जाता है। पेट के वायुविकार से बचने के कुछ उपाय निम्नलिखित हैं—

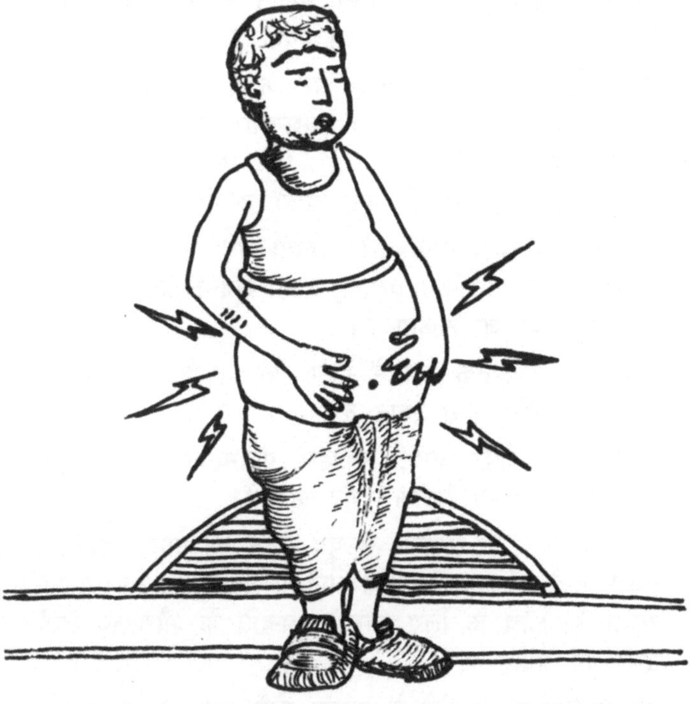

* भूख लगने पर ही भोजन करें। प्रायः हम जल्दी-जल्दी और बिना भूख के भोजन लेते हैं। परिणामस्वरूप पेट में पुराना भोजन पड़ा रहता है तथा ऊपर से नया भोजन और आ जाता है। यदि हम अपनी इस आदत को नियंत्रित कर लें तो वायुविकार की समस्या 50 प्रतिशत समाप्त हो जाएगी।
* मुलायम भोजन न करके ऐसा भोजन करें जिसे चबाना ज़रूरी हो।

भोजन को धीरे–धीरे खूब चबाकर खाएं जब तक कि ठोस भोजन मुंह में तरल रूप में न बदले जाएं।

* गरम खाद्य पदार्थों तथा उत्तेजक पदार्थों जैसे लाल मिर्च, गरम मसाले, काली मिर्च तथा लौंग आदि का प्रयोग न करें। धनिया, जीरा, मेथी तथा अजवाइन का प्रयोग किया जा सकता है। धनिया की पत्तियों, पुदीना, अदरक तथा मीठे नीम की पत्तियों का भी प्रयोग कर सकते हैं।
* तले, भुने खाद्य पदार्थों से बचें।
* सप्ताह में एक दिन एक समय भोजन न करने की आदत डालें। पेट को इतना आराम देना आवश्यक है।
* भोजन के साथ पानी न पीएं। पेट के खाली होने तक पानी नहीं पीना चाहिए। उसके बाद आप इच्छानुसार पानी पी सकते हैं। पानी को भी एक साथ न पीकर धीरे--धीरे एक–एक घूंट करके पीना चाहिए। एक बार में ही सारा पानी न पीएं।
* नियमित रूप से व्यायाम करें। अपनी रुचि के अनुसार, बागवानी, दौड़ना, तैरना, साइकिल चलाना, रस्सी कूदना आदि में से कोई एक व्यायाम किया जा सकता है।
* भोजन को प्राकृतिक रूप में ग्रहण करें। कच्ची सब्जियों और फलों को भोजन में पर्याप्त स्थान दें।
* सफेद चीनी, कॉफी, चाय, एल्कोहल, पानमसाला, जरदा, गुटका तथा धूम्रपान का प्रयोग बिलकुल बंद कर दें।
* कब्ज़ न रहने दें। सूर्योदय से पूर्व उठने की आदत डालें। उठते ही सबसे पहले शौच जाएं। शौच जाने से पहले एक गिलास पानी पीना अच्छा है। शौच के लिए भारतीय पद्धति के शौचालय सर्वोत्तम हैं। उन्हीं का प्रयोग करें।
* पेट में वायु एकत्र होने के कारण होने वाले दर्द में गरम सेंक का प्रयोग न करें।

इलाज पेट की कृमि का

पेट में कीड़े हो जाना, बच्चों में, संसार के कई विकासशील खासकर गर्म देशों में एक आम परेशानी है। लेकिन यदि हम सफाई का विशेष ध्यान रखें, वातावरण एवं अपने आस-पास की सफाई पर गौर करें और लोगों को इस ओर जागृत करें तो निश्चय ही इस समस्या पर काबू पाया जा सकता है।

ये सभी कृमि परपोषी होते हैं, अतः जो कुछ बच्चा खाता है, पीता है, उसे ये चटकर जाते हैं। फलस्वरूप बच्चा दुबला-पतला और कमजोर होता जाता है और ये कृमि बढ़ते जाते हैं।

कारण

हाथ बिना धोए खाना खाने, जमीन पर गिरी चीज उठाकर खाने, नाखून खाने (मुंह से नाखून कुतरने की आदत), अधपका मांस खाने आदि कारणों से इन कृमियों के अंडे मानव शरीर में प्रविष्ट हो जाते हैं। ये कृमि कई प्रकार के होते हैं और इनके अंडे बहुत सूक्ष्म होते हैं। गुदा में कृमि होने से बच्चा गुदा खुजाता है और वही हाथ-मुंह में रख लेता है तो कृमि या अंडे मुखमार्ग से नाखूनों के जरिए पेट में पहुंच जाते हैं।

लक्षण

बच्चे का शरीर दुबला, चेहरा पीला, आंखों के नीचे काला घेरा, पेट के बल औंधा सोना, नाक खुजाना, कभी अत्यधिक भूख लगना और कभी अरुचि हो जाना, फर्श पर पेशाब करने पर सूखने पर चूने की तरह जम जाना आदि लक्षण पेट में कृमि होना सिद्ध करते हैं।

साथ ही गुदा में खुजली रहना एवं चेहरे पर सफेद धब्बे पड़ जाना एवं पेट में दर्द उठना भी पेट में कृमि की उपस्थिति की ओर ही इंगित करते हैं।

प्रकार

ये कृमि कई प्रकार के होते हैं—

1. सूत कृमि : इन्हें थ्रेडवार्म या पिनवार्म कहते हैं और बोलचाल की भाषा में चुनचुने या चुरने कीड़े कहते हैं। ये कृमि गुदा–मुख पर आकर काटते हैं ना बच्चा उठ–उठ बैठता है, रोता है, और मां की नींद हराम कर देता है। लड़कियों के मामले में स्थिति और विकट हो जाती है क्योंकि कभी–कभी ये कृमि गुदा से निकालकर योनि में प्रविष्ट होकर वहां खुजली व पीड़ा पैदा कर देते हैं।

मादा–कृमि बच्चों की गुदा में ही हजारों अंडे देती है, जिनमें से कृमि निकलने पर गुदा में अत्यधिक खुजली होती है। ये अंडे टट्टी के साथ बाहर नहीं निकल पाते।

2. राउंड वार्म : लंबे केंचुए जैसे लगभग 10-15 सें.मी. लंबे कृमि मल के साथ निकल पड़ते हैं। कभी–कभी उल्टी होने पर मुंह से भी निकल आते हैं ये छोटी आंत में गुच्छ की शक्ल में इकट्ठे होकर मल को रोक देते हैं, जिससे पेट फूलने लगता है और बच्चे को कष्ट होता है। टट्टी की सूक्ष्मदर्शीय जांच में कृमि के अंडे दिखाई पड़ते हैं।

3. हुकवार्म : नंगे पैर धूल में खेलने से कृमि तलुओं से शरीर में प्रवेश करते हैं। यह रक्त का लोह तत्त्व खींचकर बच्चे को कमजोर कर देते हैं।

- टट्टी की जांच में उक्त कृमि के अंड़े पाए जाते हैं।
- रक्त की जांच कराए जाने पर सफेद रक्त कोशिकाओं में से अमिनीफिल कोशिकाओं की संख्या बढ़ी हुई पाई जाती है।

4. टेपवार्म : फीते की तरह चपटी शक्ल का यह कृमि मांसाहारी बच्चों के पेट में अधिकतर पाया जाता है। टट्टी में अंडों की जांच पर ही इसका पता चलता है। साथ ही कभी–कभी कृमि के चपटे सफेद से टुकड़े टट्टी में निकलते हैं जिससे इसकी पहचान होती है।

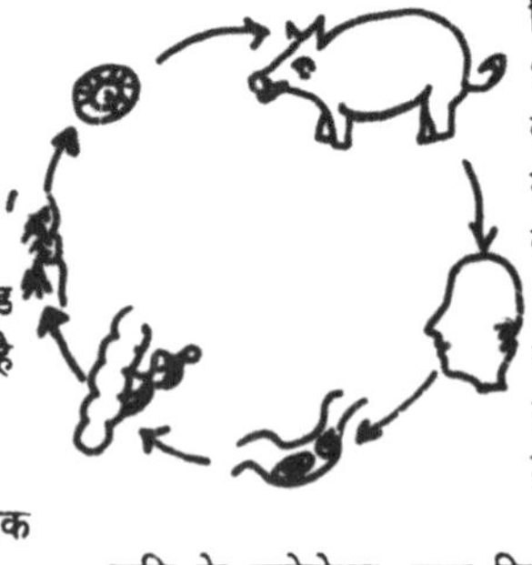

फीताकृमि का जीवन चक्र

जटिलताएं

अत्यधिक मात्रा मे कृमि होने पर एवं एक लंबे समय तक कृमि रहने पर शरीर में अनेक जटिलताओं की संभावना प्रबल हो जाती है।

* सभी कृमि परपोषी हाते हैं। अतः बच्चे अथवा व्यक्ति का स्वास्थ्य अधिक खाने के बाद भी गिरता ही जाता है।
* पेट में दर्द बना रहता है।
* चहेरे पर हलके–भारी धब्बे बनने लगते हैं।
* राउंड वार्म, खाए हुए भोजन का काफी भाग चटकर जाते हैं।
* हुक वार्म नामक सिर्फ एक कृमि एक दिन में 0.4 मिली. रक्त, आंतों से सोख लेता है। यदि इनकी संख्या दस हो तो प्रतिदिन कम–से–कम 0.4 मिली. रक्त चूस लेते हैं।
* कुछ कृमि शरीर तंत्र में गंभीर अवरोध भी पैदा कर देते हैं, यथा— राउंड वार्म, आंतों के मार्ग को अवरुद्ध कर सकते हैं। यह अवरोध अत्यन्त कष्टदायक एवं जटिल होता है और तुरंत ऑपरेशन की ज़रूरत पड़ सकती है।

निजी (व्यक्तिगत) बचाव के उपाय

* खाने में प्रयुक्त की जाने वाली सब्जियों एवं फलों को खूब सफाई से, साफ पानी से धोना चाहिए। मछली–मांस आदि बनाते समय, इसे ढंग से पकाना चाहिए।
* पीने का पानी उबालकर अथवा फिल्टर द्वारा छनित ही पीना चाहिए।
* बच्चों को नंगे पैर नहीं खेलने देना चाहिए।
* जमीन पर पड़ी वस्तुएं नहीं खानी चाहिए।

संक्रमण की रोकथाम

* मृत जानवरों का मांस निकालने के बाद, जानवरों के डॉक्टर द्वारा मांस की जांच की जानी चाहिए और कृमि अंडे पाए जाने पर ऐसे मांस को नष्ट कर देना चाहिए।
* पानी को धूल एवं गंदगी से बचाना चाहिए। ऐसा न हो कि पीने के पानी की लाइन और सीवर लाइन जुड़ जाएं। गांवों में पीने के

पानी के कूओं को ढककर रखना चाहिए एवं ऐसे कुओं में लोगों को नहाना भी नहीं चाहिए।

* लार्वाओं को मारने वाली दवाइयां का छिड़काव करते रहना चाहिए।

आरोग्य रहने के संबंध में शिक्षा

* टट्टी जाने के बाद एवं खाना खाने से पूर्व हाथों को ढंग से साबुन से रगड़कर साफ करना चाहिए।
* नाखून बढ़े नहीं होने चाहिए। नाखून काटने वाले यंत्र से नाखून नियमित रूप से काटते रहना चाहिए। नाखूनों को ब्रुश एवं साबुन से रगड़कर धोना चाहिए।
* रोजाना नहाना चाहिए अंदर के कपड़े (जांघिया एवं बनियान) गंदे नहीं होने चाहिए एवं नहाने के बाद रोज धोने चाहिए।
* बच्चों की गुदा को अधिक नहीं खुजाना चाहिए (हाथों से)। अधिक खुजली होने पर कोई मलहम वगैरह लगाया जा सकता है।
* कीड़ों के संक्रमण एवं इनसे होने वाली परेशानियों और इनसे बचाव एवं रोकथाम आदि के विषय में गांव–गांव जाकर जानकारी उपलब्ध करानी चाहिए।

उपचार : होम्योपैथिक एवं बायोकेमिक दवाएं इनको नष्ट करने में बहुत कारगर हैं। लक्षणों के आधार पर बारीकी से ध्यान देकर औषधि का चुनाव करना चाहिए। 'सोरा' विष इसका धातुगत लक्षण है, अतः 'एन्टीसोरिक' औषधियां इस हेतु उपयोगी रहती हैं।

सिना : यह दवा सूत कृमि (थ्रेड वार्म) और गोल केंचुए (राउंड वार्म) के लिए उपयोगी है।

लक्षण : चिड़चिड़ापन, अत्यधिक भूख लगना, आंखों के नीचे काले गड्ढे पड़ना किन्तु चेहरा लाल, बच्चा लगातार नाक कुरेदता रहता है, सोते समय दांत किटकिटाता है, सोते–सोते उछलना, पेट के बल औंधा सोना, नाक खुजाना, मीठा खाना अच्छा लगना, पेशाब की रंगत दूध जैसी सफेद होना, रात में एवं गर्मियों में अधिक बेचैन होना आदि लक्षणों के आधार पर यह दवा '3X' शक्ति में ही कारगर है। यदि बच्चा बहुत चिड़चिड़ा हो और झटके वगैरह अधिक आते हों तो 30 एवं 200 शक्ति की खुराकें अधिक फायदेमंद रहती हैं।

मात्रा : चाय वाले चम्मच के तीन चम्मच पानी में इस दवा की एक बूंद डालकर दिन में तीन बार बच्चों को एवं बड़ों को 3 चम्मच पानी में 3 बूंद दवा डालकर दिन में 3 बार देनी चाहिए।

टेरेबिंथिना : यह दवा मुख्यतः टेप वार्म (फीता कृमि) के लिए उपयोगी है, पेट अत्यधिक फूल जाता है, पाखाने में कभी–कभी खून जाने लगता है, पाखाने के बाद अत्यधिक कमजोरी महसूस होती है, पेट से कीड़े भी गिरते हैं एवं पेट में और आंतों में दवा उपयोगी है। 6× शक्ति में खिलाएं।

क्यूप्रम आक्सिडेटम नाइग्रम : यह दवा सभी प्रकार के कृमियों के लिए उपयोगी है। सूतकृमि से लेकर फीता कृमि तक, कोई भी इससे बच नहीं सकता। 2X से 6X शक्ति में उक्त दवा का सेवन करना चाहिए। बच्चों में इसकी मात्रा आधे गेहूं के दाने के बराबर और बड़ों में पूरे दाने के बराबर देनी चाहिए।

नेट्रम फास : यह बायोकेमिक दवा सभी प्रकार के कृमियों का नाश करने के लिए रामबाण औषधि है। इस दवा से आहार में ऐसे रस उत्पन्न होते हैं जो इन कृमियों को अच्छे नहीं लगते। फलतः वे भूखे मर कर दस्त के सांथ बाहर निकल जाते हैं। 6× शक्ति में खिलाएं।

मात्रा : बच्चों को 2 टिकिया और बड़ों को 4-5 टिकिया एक खुराक में, दिन में तीन बार देनी चाहिए।

केल्केरिया फास : कृमि के कारण कमजोरी, रक्तहीनता, भूख की कमी हो जाती है, वह इस दवा से ठीक हो जाती है। यह बच्चों के लिए टॉनिक है। इसे नेट्रमफास के साथ सेवन कराना चाहिए। 12X शक्ति में यह उपयोगी है। इसके सेवन से बच्चे मिट्टी, चूना खाना छोड़ देते हैं।

स्पेसिफिक नं. 33 : फादर मूलर के इस स्पेसिफिक नं. 33 की दो–दो गोलियां तीन बार खाने से सभी कृमि नष्ट होते हैं।

बाहरी उपचार

गुदा में अधिक कृमि हों और पीड़ा हो रही हो तो गरम पानी में नमक डालकर बच्चे को एनीमा देना चाहिए। बच्चे की गुदा में यदि पासलेट के तिल में जरा–सी रुई भिगोकर रख दी जाए तो कृमि काटना बंद कर देते हैं। जैतून का तेल लगाने से भी आराम होता है। एक कप पानी में 4-5 बूंद तारपीन का तेल मिलाकर एनीमा देने से भी कृमि नष्ट होकर बाहर निकल जाते हैं।

कई रोगों का एक लक्षण : उल्टी होना (1)

उल्टी होना आप में कोई रोग नहीं है। अधिकांश रोगियों में यह किसी अंदरूनी रोग की बाहरी संकेत मात्र है। कई बार उल्टी होना लाभदायक भी होता है। उदाहरण के लिए यदि कोई व्यक्ति जाने-अनजाने कोई विषैला पदार्थ खा पी-लेता शरीर उसे बाहर निकालने का प्रयत्न करता है। हमारे मस्तिष्क में इस कार्य को करने के लिए एक केन्द्र होता है जिसे उल्टी केन्द्र या सेंटर कहते हैं। इस केन्द्र से ही आमाशय की क्रियाएं संचालित होती हैं कि अमुक वस्तु हानिकारक है, इसे निकालकर फेंक दो। लेकिन यदि उल्टियां लगातार हो रही हों तो कभी-कभी शरीर के पानी तथा खनिज लवण जैसे आवश्यक पदार्थ भी बाहर निकल जाते हैं, जिनकी बाहर से पूर्ति करनी पड़ती है।

उल्टी के अलावा रोगी में विद्यमान अन्य लक्षणों की जानकारी आवश्यक है। उदाहरणार्थ भूख नहीं लगना, जी मिचलाना, कब्ज़ रहना या अधिक संख्या में पतले दस्त होना, पेट में दर्द या जलन, पेट का फूलना या पिचक जाना, चक्कर आना, आंखों की रोशनी कम हो जाना, बुखार, छाती या सिर दर्द, गर्भधारण, मानसिक उलझन, लकवा, कोई विषैला पदार्थ या दवा का सेवन, पेशाब में शक्कर आना, मूत्र की मात्रा कम या अधिक होना, खून की उल्टी होना, यकृत का आकर बढ़ जाना, पैरों पर या पूरे शरीर पर सूजन आ जाना, तिल्ली का आकार बढ़ जाना, सांस फूलना, पेट से हवा न खुलना, जीभ का रंग नीला पड़ जाना आदि।

मुख्य कारण

एपेंडिसाइटिस

एपेंडिक्स में सूजन हो जाने पर रोगी पेट दर्द, उल्टियां तथा बुखार

हो जाने की शिकायत करते हैं। रक्त में श्वेत कणिकाओं की संख्या बढ़ जाती है। ऐसे रोगियों में ऑपरेशन प्रायः आवश्यक हो जाता है। अतः निराहार रखकर सर्जरी लेना चाहिए।

कब्ज़

कब्ज़ होने पर बड़ी आंत में रुकावट जैसे सभी लक्षण मिल सकते हैं। इससे बचाव के लिए चोकर सहित आटे की रोटी लें, फल तथा हरी-पत्तेदार सब्जियां लें, मानसिक तनाव से बचें, उचित एवं नियमित व्यायाम करें। इसबगोल की भूसी का प्रयोग भी कर सकते हैं। यदि कब्ज़ किसी रोग, जैसे टी.बी., कैंसर, डायबिटीज़, अमीबा आदि के कारण है तो उसका उचित उपचार आवश्यक है।

हिपेटाइटिस

विषाणु जनित एवं दूषित जल एवं अन्य गंदे भोज्य पदार्थों से फैलने वाली, यकृत की सूजन का एक मुख्य लक्षण है उल्टियां होना। ऐसे रोगी को पूर्ण विश्राम करना चाहिए। चिकनाई का परहेज़ करें। चावल, आलू, ग्लूकोज़ एवं अन्य शर्करायुक्त भोज्य पदार्थ दें। शराब एवं शराब मिली टॉनिक न लें। यदि उल्टियां लगातार हो रही हो तो ग्लूकोज़, शिरा द्वारा भी चढ़ाया जा सकता है। खान-पान में स्वच्छता का पालन करें।

लिवर सिरहोसिस

वायरल हिपेटाइटिस की जटिलता से अथवा अधिक शराब बहुत दिनों तक पीने से यकृत हमेशा के लिए खराब हो जाता है, जिससे यह सिकुड़कर कड़ा पड़ जाता है और इसका आंतरिक संरचना गड़बड़ा जाती है। यह मुलायम न रहकर कड़ी पड़ जाती है और इसकी कार्यक्षमता बहुत कम हो जाती है। ऐसे रोगी को जी मिचलाना, भूख नहीं लगना, उल्टियां होने (खून की उल्टियां), पेट फूलने, पैरों की सूजन जैसी शिकायतें रहती हैं। कभी-कभी प्लीहा (तिल्ली) का आकार भी बढ़ जाता है और खून की उल्टी होने लगती है, जिससे टट्टी के रास्ते भी खून जाने लगता है, और टट्टी कोलतार जैसे काली होने लगती है। बचाव के लिए आवश्यक है कि शराब का सेवन कभी न करें। वायरल (विषाणुजनित) यकृत की सूजन हो तो, इसकी समुचित और शीघ्रातिशीघ्र चिकित्सा आवश्यक है।

गैस्ट्राइटिस

आमाशय की म्यूकस झिल्ली की सूजन, उल्टी होने का सबसे आमतौर

पर देखे जाने वाला रोग है। इसके मुख्य कारणों में दर्द निवारक अंग्रेजी दवाओं का अधिक प्रयोग, शराब का सेवन, विषैले पदार्थों का सेवन, वायरल, जीवाणु में परजीवी जनित बुखार एवं उल्टी (गैस्ट्राइटिस के कारण) हो सकती है। बच्चों में तो खसरा अथवा कोई भी संक्रामक रोग होने पर ही उल्टी शुरू हो जाती है। रोगी को कभी–कभी खून की उल्टी भी हो सकती है। प्रायः ऐसे रोगी मुंह से कुछ नहीं ले सकते और उन्हें शिरा द्वारा ग्लूकोज़ एवं खनिज लवण का घोल दिया जाता है। यदि रोगी मुंह से खाना–पीना लेने की स्थिति में है तो उसे गरम करके ठण्डा दूध, पानी, खनिज लवणों का घोल बहुत थोड़ी मात्रा में देते हैं। आमाशय की पुरानी सूजन 'हेलिकोबैक्टर पाइलोरी' नमक जीवाणु से भी हो सकती है। विटामिन–बी की कमी से भी गैस्ट्राइलिस संभव है।

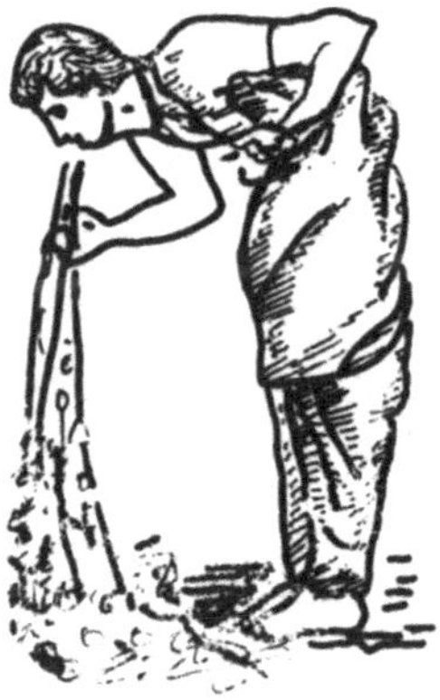

गैस्ट्रोएंट्राइटिस

दूषित जल, अन्य पेय पदार्थ या भोजन ग्रहण करने पर उनमें उपस्थित आंखों से न दिखने वाले अति सूक्ष्म जीव आंत में तीव्र सूजन उत्पन्न कर देते हैं जिससे रोगी को कुछ ही घंटों में उल्टियां, पतले दस्त और पेट दर्द की शिकायत हो जाती है। इसका शीघ्र उपचार आवश्यक है अन्यथा रोगी की जान को भी खतरा उत्पन्न हो सकता है। उपचार के लिए विश्व स्वास्थ्य संगठन द्वारा सुझाए गये सूत्र के अनुसार स्वच्छ जल में नमक, पोटैशियम क्लोराइड, ग्लूकोज़ एवं सोडियम बाईकार्बोनेट का घोल बहुत प्रारंभ से ही मुंह से पिलाना शुरू कर दें अन्यथा रोगी के शरीर में, खासतौर से बच्चों में जल तथा खनिज लवणों की कमी हो जाती है, जिस कारण रोगी का पेट फूलने लगता है, वह सुस्त हो जाता है और उसे बुखार हो जाता है। ऐसी दशा में शिरा द्वारा ग्लूकोज़ अन्य खनिज लवणों एवं ग्लूकोज़ का घोल देना अनिवार्य हो जाता है। बचाव के लिए खाने–पीने की वस्तुओं को मक्खियों से बचाकर रखें। खाना बनाने एवं परोसने में भी सफाई रखें और स्वच्छ जल ही ग्रहण करें। खाने–पीने से पहले हाथ भली–भांति धोएं।

पेप्टिक अल्सर

आमाशय, ड्यूओडिनम अथवा भोजन नली के निचले भाग में बनने वाला घाव। इसकी जांच 'एण्डोस्कोपी' विधि से की जाती है। रोगी के

पेट के ऊपरी भाग में जलन तथा उल्टी होती है। इस हालत में रोगी को किसी स्वस्थ मनुष्य का रक्त चढ़ाने की भी आवश्यकता हो सकती है। आमाशय (गैस्ट्रिक) अल्सर का रोगी तो उल्टी के बाद राहत महसूस करता है और जलन की वजह से कभी–कभी स्वयं भी उल्टी कर देता है। निदान के लिए बेरियममील जांच भी करवाई जाती है।

आमाशय में रुकावट

पेप्टिक अल्सर का प्रारंभिक दशा में निदान न हो अथवा निदान होने के पश्चात् समुचित उपचार न किया जाए तो जटिलता होने पर आमाशय का द्वार संकरा पड़ जाता है। इस स्थिति को पाइलोरिक स्टिवोसिस कहते हैं। यह दशा आमाशय के कैंसर से भी हो सकती है। इसके निदान के लिए एण्डोस्कोपी एवं बेरियम मील एक्स–रे, चिकित्सकी परमार्श से कराने चाहिए। उक्त दशा में कभी–कभी ऑपरेशन की भी आवश्यकता पड़ती है।

छोटी आंत में रुकावट

रोगी उल्टी के साथ–साथ पेट दर्द, पेट का फूलना, टट्टी, हवा नहीं खारिज होने की शिकायत करते हैं। यह रुकावट आंत में सूजन हो जाने अथवा टी.बी. हो जाने, आंत का एक भाग दूसरे भाग में घुस जाने, आंत में मरोड़, ऐंठन पड़ जाने अथवा आंतों के कृमि (राउण्ड वार्म या एस्केरिस) से हो सकती है। इसके निदान कें लिए पेट का सादा एक्स–रे आवश्यक है। रुकावट जटिल होने पर कभी–कभी ऑपरेशन भी करवाना पड़ सकता है।

बड़ी आंत में रुकावट

इसका मुख्य कारण कैंसर होता है। रोगी को भूख नहीं लगना, उल्टी, कब्ज़, पेट दर्द और पेट फूलना जैसी शिकायतें करता है। 'बेरियम एनिमा' तथा 'कोलोनोस्कोपी (एण्डोस्कोपी)' उपयोगी जांच विधियां हैं। कैंसर का निदान प्रारंभिक अवस्था में होना आवश्यक है अन्यथा रोग यकृत तथा अन्य अंगों में बहुत शीघ्र फैलकर लाइलाज हो सकता है।

पेट के कीड़े

बिना धुली सब्जियां, फल वगैरह खाने पर उसमें मौजूद कृमि अण्डे आंत में पहुंच जाते हैं और उसमें से कृमि बड़े आकार में पेट में दर्द एवं उल्टी जैसे लक्षण पैदा कर देते हैं। कभी–कभी उल्टी में भी कीड़े निकल आते हैं।

पित्ताशय की सूजन

गाल ब्लैडर (पित्ताशय) की तीव्र सूजन में रोगी पेट के बुखार एवं उल्टी की शिकायत करते हैं। यह दर्द कंधे और पीठ में भी मालूम हो सकता है। कभी–कभी जांच में रोगी के पित्ताशय में पथरियां भी मिलती हैं। यदि रोगी मुंह से कुछ न ले पाएं तो शिरा द्वारा ग्लूकोज़ एवं खनिज लवण देना ठीक रहता है।

अग्न्याशय की सूजन

पैंक्रियाज़ नामक अति महत्त्वपूर्ण ग्रंथि पेट के मध्य, ऊपरी भाग में, भीतर की ओर स्थित होती है। जिसमें तीव्र सूजन हो जाने पर रोगी भयंकर पेट दर्द और उल्टियों की शिकायत करता है और नाड़ी तेज चलने लगती है। अतः शीघ्र ही पेरिटोनियम झिल्ली, फेफड़ों और उसकी झिल्लियों की जटिलताएं होने के कारण, रोगी की हालत बिगड़ सकती है। ऐसे रोगियों को मुंह से कुछ नहीं देना चाहिए तथा शिरा द्वारा नमक एवं कैल्शियम का घोल देना चाहिए।

डायबिटीज़

मधुमेह पर यदि समुचित कंट्रोल न रखा जाए तो बहुत से रोगियों में ब्लड शुगर बढ़ जाता है। रोगी को पेट दर्द एवं उल्टियां होने लगती हैं, सांस गहरी एवं तेज चलने लगती हैं, रोगी बेहोश होने लगता है। ऐसे रोगी के मूत्र की जांच तुरन्त कराएं एवं खान–पान का परहेज़ रखते हुए उचित चिकित्सा करवाएं। इस दशा को डायबिटिक कीटोसिस कहते हैं।

सिर में चोट

'हैड इंजरी' के रोगी को भी उल्टियों की शिकायत हो जाती है। यदि रोगी बेहोश है तो उसे एक करवट से लिटाएं। कैट स्कैन जांच कराने पर यदि 'रक्त का थक्का' (ब्लड क्लाट) है तो ऑपरेशन की आवश्यता पड़ सकती है। 'मैनिटाल' नामक बहुपयोगी घोल शिरा द्वारा दिया जाना उपयोगी माना जाता है।

माइग्रेन

आधा सीसी के रोगी के सिर में एक तरफ दर्द होने के अलावा उल्टियों की भी शिकायत करते हैं। इन रोगियों को तनाव से बचना चाहिए। सादा, सुपाच्य भोजन लेना चाहिए और भरपूर नींद लें। चिकित्सकीय परामर्श से उपचार कराएं।

अनेक रोगों का एक लक्षण : उल्टी (2)

हार्ट अटैक

जब हृदय के पिछले निचले भाग की मांसपेशी का रक्त प्रवाह अचानक रुक जाता है तो रोगी अचानक छाती में दर्द और उल्टियों की शिकायत करने लगता है। ई.सी.जी. (इलेक्ट्रोकार्डियोग्राम) व रक्त में एस.जी.ओ.टी. टेस्ट निर्णायक हो सकते हैं। रोगी को तुरन्त पूर्ण विश्राम कराएं। योग्य चिकित्सक से परामर्श लेकर उपचार कराएं।

हार्टफेल्योर

बच्चों में जोड़ों के दर्द तथा बुखार से उत्पन्न हृदय रोग (रयूमेटिक हृदय रोग) के वाल्व से कोरोनरी धमनी में जमे रक्त से, उच्च रक्तचाप से, वायरल बुखार के हृदय की मांसपेशी पर दुष्प्रभाव से, कॉनिक ब्रोंकाइटिस से फेफड़ों के दीर्घकालीन रोगों से, जब हृदय फेल हो जाता है तो पैरों पर सूजन आ जाती है। यकृत का आकार बढ़ जाता है। रोगी पेट दर्द बताता है। आमाशय तथा आंत की शिराएं रक्त एकत्र हो जाने से फूल जाती हैं जिससे रोगी उल्टियों की शिकायत करते हैं। ऐसे रोगियों को दी जाने वाली अंग्रेजी औषधियां भी उल्टियों को बढ़ाती ही हैं। नमक कम मात्रा में लें। आराम करें, लेकिन पैरों को हिलाते–डुलाते रहें जिससे उनकी शिराओं में रक्त न जमने पाए।

मस्तिष्क रोग

ब्रेन ट्यूमर, मस्तिष्क में घाव व फोड़ा, विषाणुजनित सूजन (एनसिफलाइटिस) दिमाग की झिल्ली को सूजन (मेनिनजाइटिस) (चाहे क्षय रोग के कारण हो अथवा मवाद पैदा करने वाले जीवाणुओं से) इन सभी रोगों में उल्टियां होना एक मुख्य लक्षण होता है किन्तु अज्ञानतावश रोगी

एवं रोगी के रिश्तेदार समझते रहते हैं कि शायद पेट के किसी रोग के कारण उल्टी हो रही है। ऐसे रोगी सिर दर्द, बुखार तथा आंखों की रोशनी कम होने की शिकायत करते हैं और बहुत से रोगी पूर्ण रूप से चैतन्य नहीं रहते। यह बात हमेशा ध्यान रखनी चाहिए कि उल्टी पेट रोग के कारण है तो रोगी प्रायः जी मिचलाने की शिकायत करेगा किन्तु मस्तिष्क रोग के कारण होने पर प्रायः ऐसा नहीं होता। शीघ्रातिशीघ्र इन मस्तिष्क रोगों का निदान तथा उपचार न किया जाए तो ये रोग बढ़ कर बहुत जल्दी लाइलाज हो जाते हैं और रोगी के जीवन के लिए खतरा बन जाते हैं और अंधापन, बहरापन, फालिज या लकवा, मस्तिष्क क्षीणता जैसी जटिलताएं भी उत्पन्न कर दते हैं। इसी तरह ब्रेन हैमरेज (मस्तिष्क की धमनी का फट जाना) का अटैक होने के कारण भी सिर–दर्द लकवा और बेहोशी होने के अलावा रोगी को उल्टियां भी बहुत होती हैं। यह अत्यंत आवश्यक है कि ऐसे रोगी को एक करवट लिटाएं ताकि उल्टी में निकला पदार्थ श्वासनली को अवरुद्ध न कर दे अन्यथा रोगी की मृत्यु तक हो सकती है।

फूड एलर्जी

कई रोगी कई खास भोज्य पदार्थ, जैसे अण्डे से (खाने के लगभग 2-3 घंटे बाद) उल्टी होने की शिकायत करते हैं।

औषधियों से भी उल्टी

एस्प्रिन, डिजिटेलिस, मार्फीन आदि अंग्रेजी दवाएं अंततः उल्टी का कारण बनती हैं। अतः इन दवाओं का सेवन बिना चिकित्सकीय परामर्श के नहीं करना चाहिए।

गर्भावस्था

जी मिचलाना और उल्टियां होना, गर्भधारण के महीनों में खासकर प्रातःकाल में एक आम बात है। इसमें अनावश्यक औषधियों का सेवन नहीं करना चाहिए, क्योंकि कभी–कभी अनावश्यक औषधीय सेवन गर्भ को नुकसान पहुंचा सकते हैं। गर्भवती महिलाओं में उल्टी होने का एक प्रमुख कारण विषाणु जनित यकृत की सूजन भी हो सकती है। यह पीलिया गर्भावस्था में अत्यन्त खतरनाक होता है।

व्रत रखने से, दीर्घकालीन उपवास से अथवा भोज्य पदार्थ तथा विटामिन की कमी से भी उल्टियां हो सकती हैं। पेशाब की जांच में क्रीटोनबाडीज मिलने पर उल्टी का उक्त कारण स्पष्ट हो जाता है।

मनोभाव से संबंधित प्रतिक्रियाएं भी अकसर उल्टियों की शिकायत कर देती हैं। जैसे जब नवयौवना शादी होकर ससुराल जाती है तो एक नए वातावरण में जाती है और उस वातावरण में डर, घबराहट अथवा मानसिक तनाव से ऐसी स्थिति में उल्टियां आ सकती हैं। लेकिन ये उल्टियां कुछ समय में ही ठीक हो जाती हैं।

उपचार

यदि रोगी को केवल एक या दो उल्टियां हुई हों तो कोई खास उपचार की आवश्यकता नहीं होती है। लगातार उल्टियां होने से पानी, नमक, पोटैशियम क्लोराइड एवं अन्य खनिज लवणों की कमी हो जाने से शरीर में अनेकानेक जटिलताएं उत्पन्न हो जाती हैं। इसके अतिरिक्त उल्टी होने का मूल कारण मालूम करके उसका भी त्वरित एवं उचित उपचार आवश्यक है। आवश्यक रूप से अंग्रेजी औषधियों का प्रयोग न करें।

विषैला पदार्थ खाने व पीने की स्थिति में खून की उल्टी होने पर तथा आमाशय और आंत में रुकावट के लक्षण मालूम होते ही रोगी को अस्पताल ले जाना चाहिए। मस्तिष्कीय परेशानी का आभास होते ही तुरन्त जांच करानी चाहिए।

बेहोश रोगी को करवट से लिटाएं व उसे एक बूंद भी पानी न दें।

होमियोपैथिक औषधियां

लक्षणों की समानता, जैसे समय यानि कब किस वक्त उल्टी होती है, कितनी मात्रा में होती है, उल्टी का रंग कैसा है, किस वस्तु के खाने पर उल्टी का रंग कैसा है, किस वस्तु के खाने पर उल्टी होती है, खाना, चाय, कॉफी, पानी, फल, सब्जी, दाल, दही, दूध, अण्डा आदि खाने के बाद क्या उल्टी में बदबू आती है या नहीं, पेट मे दर्द रहता है या नहीं, टट्टी कैसी होती है, रोगी चिड़चिड़ा है या कमजोर है आदि अनेकानेक बिन्दुओं पर गौर करते हुए ही एक चुनिंदा दवा एक रोगी के लिए चुनकर दी जाती है। प्रमुख रूप से निम्न होमियो औषधियां निम्न लक्षणों के आधार पर दी जाती हैं।

सुबह के वक्त उल्टी हो तो—कैप्सिकम, काक्युलस, कांनियम, साइक्लोमेन, डिजिटेलिस, ड्रासेरा, फैरम, फैरमफास, हिपरसल्फ, इग्नेशिया, कालीब्रोम, काली कार्ब, लाइकोपोडियम, नेट्रमम्यूर, पेट्रोलियम, साइलशिया, सल्फर, सल्फ्यूरिक एसिड टेरेट्यूला, वेरेट्रम आदि।

दोपहर से पूर्व उल्टी होने पर—चाइना, नेट्रम सल्फ, नक्सवोमिका, सोरोइनम, सेग्युनेरिया आदि, सुबह 7 बजे इलेटेरियम, 9 बजे फोरमिकस, 10 बजे सोराइनम, 11 बजे चाइना।

दोपहर में—मैगकार्ब, मैगसल्फ, फास्फोरस, बेरेट्रम।

दोपहर के बाद—बेलाडोना, कोनियम, ग्रेफाइटिस, हिपर सल्फर आदि। दोपहर 2 से 3 बजे के बीच प्लम्बम मेट, 4 बजे दोपहर बाद सल्फर।

शाम को उल्टी होने पर—कार्बोवेज, नक्स, सोराइनम, ब्रायोनिया, सल्फर।

रात में उल्टी होने पर—एण्टिमटार्ट अर्जेण्टम नाइट, कोनियम, फैरममेंट, फैरम आर्स, इग्नेशिया, लेकसिस, लाइको, पीडियम, लाइसीन, मरक्यूरियस, नक्सवोमिका, प्लम्बम, साइलेशिया, स्ट्रामोनियम, सल्फर, बेरेट्रम आदि।

आधी रात में उल्टी पर—आर्सेनिक, अर्जेण्टम नाइट, फरैम मेट। रात में एक बजे जागने पर रेटेन्डरिया।

खट्टी चीज खाने पर—फैरम मेट

* दौरों के साथ उल्टी होने पर—सिक्यूटा।
* गुस्से के बाद उल्टी होने पर—कैमोमिला, कोलेसिंथ, नक्स, वेलेरियाना।
* बिस्तर में घुसने के बाद—टेरंट्यूला।
* बियर पीने के बाद—फैरम, मैजेरियम, सल्फर।
* रोटी खाने के बाद—ब्रायोनिया, नाइट्रिक एसिड।
* सुबह नाश्ता करने से पहले—क्रियोजोट, नक्सवोम, टैबेरिंथ।
* नाश्ता करने के बाद—बोरेक्स, कार्बोवेज; फैरममेट आदि।
* दांतों में ब्रश करने पर—काक्यूलस कार।
* ठंड लगने के दौरान उल्टी होना—आर्सेनिक, यूपेटीरियम, कैप्सिकम, सिना, इग्नेशिया, इपिकाक, नेट्रमम्यूर, पल्स, वैरेट्रम आदि।
* ठंड लगने के बाद उल्टी—अरेलिया, ब्रायोनिया, कार्बोवेज, यूपेटोरियम, इपिकाक, लयकोपोडियम, नेट्रम्यूर आदि।
* क्लोरोफार्म सूंघने पर उल्टी होने पर—फास्फोरस।
* आंखें बंद करने पर उल्टी होने पर—थेरीडियान (आंखें बंद करने पर आराम मिलने पर टेवेकम)।
* कॉफी के बाद उल्टी—कैमोमिला, कैम्फर, ग्लोनाइन, वेरेट्रम आदि।
* मैथुन के बाद उल्टी होने पर—मोस्कस।
* दौरों से (ऐंठन) पहले उल्टी—क्यूप्रममेट, ओपियम।
* दौरों के बाद, उल्टी होने पर—हायोसाइमस, ओपियम।
* दौरे के दौरान उल्टी होने पर—आर्सेनिक।

* ऐंठन के साथ उल्टी होने पर—बिस्मथ, क्यूप्रम, लेकेसिस, टैबेकम।
* खांसने पर उल्टी होना—एल्यूमिना, एनाकार्डियम, एण्टिमटार्ट, अर्जेण्टमनाइट, आर्निका, आर्सेनिक, ब्रायोनिया, कार्बोवेज, कैमेमिला, ड्रासेरा, हिपरसल्फ, काली कार्ब, इपिकाक, नक्स, पल्स, टेरट्यूल।
* दस्त के साथ उल्टी होने पर—एथूजा, अर्जेण्टम नाइट, आर्सेनिक, गैम्बोजिया, ग्रेफाइटिस, इपिकाक, आयोडियम, क्रियोजोट, फायटोलक्का, पेडोफाइलम, पेल्सेटिला, वेरेट्रम आदि।
* रात का खाना खाने के बाद उल्टी होने पर—एकोनाइट, एगेरिकस, एनाकार्डियम, लेकेसिस सेलेनियम आदि।
* पीने के बाद (पेय पदार्थ) उल्टी—एकोनाइट एण्टिमक्रूड, एण्टिम टार्ट, अर्निका, आर्सेनिक, बिस्मथ, बोरेक्स, ब्रायोनिया, केडमियम, सिना उल्फामारा, यूपेटोरियम, क्रियोजोट, लायकोपोडियम, नक्स, ओपियम, फास्फोरस, साइलेशिया, सिकेल, सल्फ्यूरिक एसिड, टेबेकम, वेरेट्रम, वेरेट्रम विरीड आदि।
* खाने के बाद उल्टी—अमोनकार्ब, एण्टिमक्रूड, एण्टिम टार्ट, आर्सेनिक, ब्रायोनिया, कैल्केरिया, कार्बोवेज़, चेलिडिनयम, चाइना, सिना, क्यूप्रम, ड्रोसेरा, फैरमफास, गैम्बजिया, ग्रेफ़ाइटिस, हायोसाइमस, इग्नेशिया, आयोडम, इपिकाक, कालीबाई, काली ब्रोम, क्रियोजोट, लाइकोपोडियम, नेट्रमम्यूर, नाइट्रिक एसिड, नक्स, ओपियम फासफोरस, पल्स, सेनिक्यूला, सीपिया साइलेशिया, स्ट्रेनस, सल्फर, टेरेट्यूला वेरेट्रम, वेरेट्रम विरीड जिंकम आदि।

सन्निपात ज्वर एवं विषजनित भोजन का इलाज

जीवाणु द्वारा संक्रमित खानों, दूध अथवा पानी पीने के कारण उक्त रोग होता है।

कारण

यह रोग सालमोनेलापेराटाइफी ए. व बी. एवं मुख्यतया सालमोनेला प्रजाति के जीवाणु के संक्रमण के कारण होता है।

लक्षण

इसका समयकाल 10-14 दिन होता है। प्रथम सप्ताह में प्रकट होने वाले लक्षण—

1. रोग धीरे–धीरे बढ़ता है और बदन दर्द रहता है।
2. सिर के आगे के भाग में (माथे पर) दर्द रहता है।
3. बुखार धीरे–धीरे बढ़ता है।
4. उदर के ऊपरी हिस्से में परेशानी महसूस होती है।
5. जीभ सूखी एवं पपड़ीदार।
6. फेफड़ों के प्रकोष्ठों की सूजन।
7. हृदय एवं नाड़ी की गति धीमी, ब्रेडिकार्डिया।
8. स्लीन (प्लीहा) बढ़ी हुई एवं दबाने पर दर्द।
9. कुछ प्रतिशत रोगियों में उदर पर लाल चकत्ते जैसे पड़ जाते हैं (दस से बीस प्रतिशत रोगियों में)।

द्वितीय सप्ताह में

1. बुखार लगातार बना रहता है।

2. रोगी के शरीर में विष बनने लगता है।
3. दिमाग कमजोर हो जाता है, सोचने, समझने की शक्ति धीमी पड़ जाती है।
4. दस्त हो जाते हैं (हरे–पीले रंग के)।

रोग की पहचान

1. खून की जांच द्वारा जीवाणुओं का पता लगाया जा सकता है, इसके लिए कल्चर (Culture) करना आवश्यक है।
2. रोग के प्रथम सप्ताह में ही पाखाने की जांच में भी जीवाणु प्रकट हो जाते हैं।
3. विडाल जांच : एक विशेष प्रकार की जांच होती है जो टायफाइड रोग की पहचान के लिए की जाने वाली सबसे उपयुक्त जांच है।
4. रक्त में लाल एवं सफेद रक्त कोशिकाओं की संख्या घट जाती है।

बचाव

1. बुखार उतरने तक बिस्तर पर आराम करना चाहिए।
2. खाने–पीने का सामान साफ शुद्ध होना चाहिए एवं ढककर रखना चाहिए।
3. दूध एवं पानी उबालकर पीना चाहिए।
4. टट्टी–पेशाब सीवर (बंद जगहों पर) में ही कराने चाहिए एवं यदि खुले में ही कराना पड़े तो 'कार्बोलिक एसिड' नामक रसायन को ऊपर से डाल देना चाहिए (उक्त रसायन का 5% विलयन) जिससे जीवाणु पूरी तरह नष्ट हो जाएं।
5. रोग अवधि में दलिया, खिचड़ी आदि खाद्य–पदार्थ ही देने चाहिए।
6. शरीर में पानी एवं लवणों की कमी नहीं होने देनी चाहिए, दूध, फलों का रस एवं पानी पिलाना चाहिए।
7. जो लोग सफर अथवा यात्राएं अधिक करते हों, उन्हें 'टायफाइड वैक्सीन' लगवा लेनी चाहिए।

विषजनित भोजन : हैजा, पेचिश, एवं सन्निपात ज्वर के अलावा भी, भोज्य पदार्थ में विष बनने एवं ऐसे पदार्थों को खाने के फलस्वरूप अनेक जटिलताएं उत्पन्न हो जाती हैं। मुख्यतया यह जीवाणुओं के संक्रमण के कारण होती है।

कभी–कभी आंत की किसी विशेष पदार्थ के प्रति सहनशीलता के कारण जैसे शैल मछली खाने पर या बच्चों में अधपके फल खाने पर भी

खाए पदार्थों से शरीर में विष बनने लगता है। कभी–कभी जब जिंक अथवा पीतल आदि के धातुओं के बर्तनों में कुछ विशेष प्रकार के खाद्य पदार्थ, जैसे—खट्टे फल, दही आदि रख दिए जाने पर रासायनिक क्रिया स्वरूप, खाद्य पदार्थ में विष बन जाता है जो खा लिए जाने पर नुकसानदायक साबित होता है।

कारण

दो प्रकारों में बांटा गया है।

संक्रमण द्वारा : सालमोनेला प्रजाति के जीवाणु मुख्यतया 'कैम्पाइलो बैक्टर जिजुनाई' के कारण होता है। कुछ पशु एवं पक्षी, इस जीवाणु के वाहक होते हैं।

'सालमोनेला टाफिम्यूरियम' नामक जीवाणु भी खाद्य–पदार्थों के संक्रमण का मुख्य कारण है। यह चूहे एवं चुहियों के मल द्वारा अथवा मक्खियों द्वारा फैलता है।

पकाए गये चावल कई दिन बाद तक खाते रहने पर 'बेसिलस सेरिपस' नामक रोगांणु द्वारा संक्रमण हो जाता है।

विषजनित : 'स्टेफाइलोकाकस ओरियस' जीवाणु द्वारा बनाए जाने वाले विष 'एण्टीरोटाक्सिन' के कारण ही 'फूड पायजनिंग' होती है। प्रायः वे व्यक्ति जिनके शरीर में (प्रायः हाथों में) कोई घाव वगैरह होता है और उसमें मवाद भी पड़ा हो तथा वे व्यक्ति उन्हीं हाथों से खाना वितरित करें तो प्रायः उक्त जीवाणु का संक्रमण सुनिश्चित हो जाता है। इसके अलावा 'क्लोस्ट्रीडियम वल्चाई' नामक जीवाणु का विष भी घातक होता है और यह गरम करने पर आसानी से नष्ट भी नहीं होता।

रोग प्रकट होने की अवधि : यदि लक्षण, खाना खाने के आधा घंटे बाद प्रकट होने लगे तो यह रसायनजनित विष के कारण होता है। यदि 12-48 घंटे बाद प्रकट हो तो जीवाणु जनित होता है।

लक्षण

1. जी मिचलाना, उल्टी होना।
2. दस्त होना।
3. पेट में दर्द होना।
4. हाथ–पैर ठंड पड़ने लगते हैं।
5. अधिक उल्टी एवं दस्त के कारण शरीर में पानी की कमी होने लगती है।

6. खूनी पेचिश हो सकती है। मल में म्यूकस भी आने लगता है।
7. सालमोनेला जीवाणु के संक्रमण के कारण दिमागी सूजन, जोड़ो की सूजन, मांसपेशियों में दर्द हो सकता है।

वादयूलिज्म : यह भी जीवाणु जनित भोज्य पदार्थों में विष बनने के कारण शरीर में कुछ विशेष लक्षण प्रकट होने की प्रक्रिया है। यह बहुत कम होती है किन्तु इसके होने पर रोगी का बच पाना अत्यंत कठिन है। इसमें अन्य लक्षणों के साथ ही उल्टियां अधिक होती हैं एवं इसमें आंखों की, गले की श्वसन की, पेशियों का पक्षाघात हो जाता है। यह 'क्लोस्ट्रीडियम बोट्यूलाइनम' नामक जीवाणु के संक्रमण के कारण होता है। यह प्रायः डिब्बा बंद भोज्य पदार्थों में ही अधिक पनपता है।

जांच—टट्टी एवं विषैले भोजन की प्रयोगशाला जांच में जीवाणु की उपस्थिति प्रकट हो जाती है।

बचाव

1. सफाई का विशेष खयाल रखना चाहिए।
2. बासी एवं खुले रखे हुए भोज्य पदार्थ नहीं खाने चाहिए।
3. फ्रिज में रखे गए भोज्य पदार्थों को पकाने से पहले सामान्य तापमान पर आने देना चाहिए, अन्यथा कई बार जीवाणु जीवित रह जाते हैं।
4. रोगी के शरीर में पानी की कमी नहीं होने देनी चाहिए।
5. रोग के दौरान शुरू के एक–दो दिन तरल–पदार्थ एवं बाद में अर्ध ठोस पदार्थ लेने चाहिए।
6. नमक एवं चीनी का घोल पिलाना चाहिए।

होमियोपैथी उपचार : 'विषम विष औषधम' के सिद्धांत के आधार पर 'टायफाइड' एवं विषैले भोजन से उत्पन्न लक्षणों से दुरुस्त करने के लिए होम्योपैथिक औषधियां अत्यन्त कारगर हैं।

टायफायड (सन्निपात ज्वर) के लिए प्रयुक्त होने वाली प्रमुख होम्योपैथिक औषधियां—

बेप्टिशिया, म्यूरियाटिक एसिड, अर्निका, ब्रायोनिया आदि। विषैले भोजन के दुष्प्रभावों को दूर करने के लिए निम्न औषधियां, लक्षणों की समानता के आधार पर लाभदायक हैं। आर्सेनिक, बेप्टिशिया, अरजेण्टम्नाइट्रिकम, क्रोटनटिग, पोडोफाइलम, सिनकोना आदि।

जबकि रोगी लगातार जीभ बाहर निकाले रखे, जीभ सूखी और ऐंठी हुई हो, दांतों के बीच में भिच जाती हो, आंतों से, गुदा के रास्ते खूनी पेचिश हो रही हो तो लेकेसिस दवा उपयोगी रहती है। साथ ही रोगी सोने के बाद अधिक परेशानी महसूस करता है।

बेप्टिशिया : शरीर में विष बनने के कारण उत्पन्न होने वाले लक्षणों के लिए उपयोगी है। शरीर के सभी स्राव अत्यधिक बदबूदार (सांस, पेशाब, पाखाना, पसीना आदि) रोगी को ऐसा महसूस होता है जैसे उसका शरीर टुकड़ों में बांट दिया गया है और वह उन्हें जोड़ना चाहता है। बिस्तर पर जिस करवट भी लेटता है, उसी करवट बदन में दर्द भी होता है, गहरी निद्रामग्न रोगी, कुछ भी बात पूछे जाने पर पूरा जवाब नहीं दे पाता और बोलते–बोलते बीच में ही सो जाता है, गले में सूजन होती है किन्तु दर्द नहीं महसूस होता, सिर्फ तरल पदार्थ पी सकता है तो उक्त स्थिति में उक्त औषधि निम्न शक्ति में प्रयोग करनी चाहिए।

आर्निका : सारे बदन में दर्द, थकान, ऐसा महसूस होना जैसे किसी ने पीटा हो, जिस वस्तु पर भी लेटता है, वही बहुत सख्त मालूम देती है, ऊपर का शरीर गरम, नीचे ठंडा, अधिक निद्रा, कोई सवाल पूछने पर जवाब तो पूरा दे देता है किन्तु फौरन हिलाने–डुलाने पर परेशानी महसूस होती है तो आर्निका दवा 30 अथवा 200 शक्ति में प्रयोग करनी चाहिए।

टायफाइड रोग की आखिरी अवस्था में जब किसी भी प्रकार फायदा न हो, आर्सेनिक दवा 30 शक्ति में प्रयोग करनी चाहिए।

यदि टायफाइड के साथ फेफड़ों की परेशानियां भी जुड़ी हों, विषैले भोजन के बाद उल्टियां हो रही हों, प्यास अधिक हो और ठंडा पानी पीने की इच्छा हो एवं पानी पीने के थोड़ी देर बाद ही उल्टी हो जाती हो तो 'फास्फोरस' दवा 30 शक्ति में प्रयोग करनी चाहिए।

हायोसाइमस : रोगी चिड़चिड़ा एवं लड़ने वाला हो जाता है, मूर्छा आ जाती है, चेहरा पीला एवं सूखा हुआ, अचेतावस्था, आंखें खुली हुई लेकिन उनसे देख नहीं रहा हो क्योंकि अचेतन है, बिस्तर में पड़े–पड़े बड़बड़ाने लगे या घंटों चुप पड़ा रहे, पाखाना, पेशाब बिस्तर में ही निकल जाए तो 'सन्निपातज्वर' में उक्त दवा 30 अथवा 200 शक्ति में प्रयोग करनी चाहिए। साथ ही इसमें रोगी बहुत शक्की स्वभाव का, ईर्ष्यालु एवं मूर्ख होता है। साथ ही शरीर पर लाल चकत्ते भी उभर आते हैं।

म्यूरिपाटिक एसिड : यदि आंतों से काले रंग के रक्त का स्राव हो, कमजोरी की वजह से पाखाना बिस्तर में ही निकल जाए, मुंह से नीचे घाव हों, जीभ सूखी एवं सिकुड़ी हुई एवं निष्क्रिय हो, नाड़ी धीमी चल रही हो तो उक्त औषधि 30 शक्ति में प्रयोग करना चाहिए। इसमें रोगी को बवासीर की भी शिकायत रहती है और जरा–सा छूने पर ही रोगी चिल्ला उठता है।

इसके अलावा बेलाडोना, ओपियम एवं रसटाक्स दवाएं भी उपयोगी हैं।

शिजेला के खतरे

शिजेला एक सूक्ष्म, बारीक दण्ड सदृश बैक्टीरिया है, जिसकी खोज एक जापानी चिकित्सक ने पिछली शताब्दी (1898) में किया था। उस चिकित्साशास्त्री का नाम था कियोशीशिजा और उन्हीं के पीछे इस बैक्टीरिया का भी नाम शिजेला पड़ा। अब तक इसकी चार प्रजातियां ज्ञात हो चुकी हैं। ये हैं 'शिजेला डिसेण्टरी, शिजेला फ्लेवसनेरी, शिजेला बायडी और शिजेला सोन्वाई।'

एक बार शरीर में पहुंच जाने के बाद शिजेला डिसेण्टरी वहां हाइड्रोक्लोरिक एसिड के प्रभाव से बचा रहता है, छोटी आंत को पार कर अंत में बड़ी आंत में पहुंचकर बच आता है। कोलन (बड़ी आंत) के नाजुक, उपसरिकस्तर से चिपके रहकर यह बैक्टीरिया विभाजन और पुनः विभाजन द्वारा अपनी वंशवृद्धि कर देता है और शीघ्र ही इसकी संख्या में बहुत अधिक वृद्धि हो जाती है।

शिजेला डिसेण्टरी बड़ी आंत में अनेक विषैले रसायन उत्पन्न करता है। इन विषैले रसायनों में से एक बहुत अधिक सूजन उत्पन्न करता है और अन्ततः आंत की पूरी लम्बाई में असंख्य घाव उत्पन्न कर देता है। आंत की दीवार की रक्त-वाहिकाएं क्षतिग्रस्त हो जाती हैं और उनमें से रक्त निकलने लगता है। शिजेला डिसेण्टरी द्वारा अन्य विषैला पदार्थ सामान्य आंत कोशिकाओं से चिपक जाता है और उन्हें बहुत अधिक मात्रा में पानी और नमक निष्काषित करने के लिए मजबूर कर देता है। इन सब क्रियाओं के फलस्वरूप बैसिलरी पेचिश के विशिष्ट लक्षण पेट में भयंकर जकड़ने वाली पीड़ा तथा खूनी-पतले दस्त होने लगते हैं। भाग्य से अधिकांश हालातों में यह रोग स्वयं ही जल्दी समाप्त होता है। यह केवल चार-पांच दिन ही रहता है। पर इन चार पांच दिनों में ही शरीर से तरल पदार्थ, नमक और रक्त बाहर निकल जाते हैं। परिणामस्वरूप रोगी का रक्तचाप अत्यधिक कम हो सकता है। उसे आघात पहुंच सकता है और

उसके गुर्दे काम करना बंद कर सकते हैं। ऐसा भी हो सकता है कि इस पेचिश से पीड़ित होने पर बड़ी आंत के आवरण फट जाएं और उसके सब पदार्थ उदर गुहा में आ जाएं। यह स्थिति बहुत खतरनाक होती है।

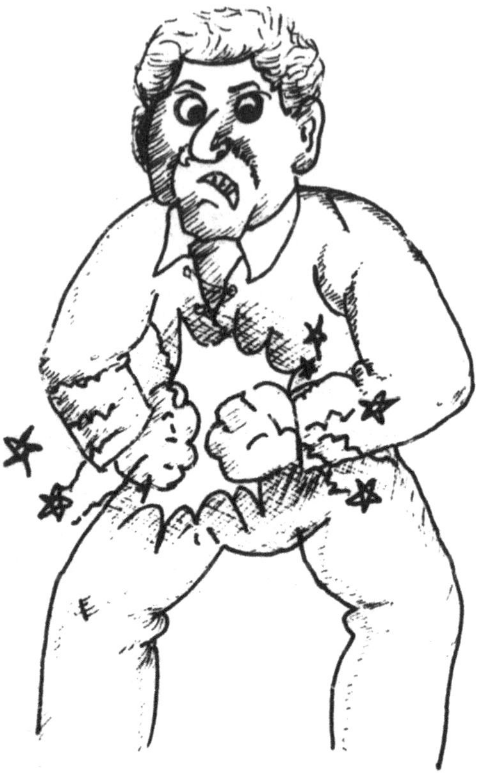

यद्यपि आमतौर से इस पेचिश के कारण कम ही लोगों में जटिलताएं उत्पन्न होती हैं परन्तु कुछ परिस्थितियों में वे घातक हो जाती हैं। इससे पीड़ित व्यक्तियों में से 25% तक की मृत्यु हो जाती है। बच्चे इस पेचिश के शिकार अधिक होते हैं और मरने वालों में उनकी संख्या अधिक होती है।

शिजेला डिसेण्टरी टाइप एक की पेचिश, उत्पन्न करने की क्षमता बहुत अधिक होती है। अधिकांश बीमारियां उस समय उत्पन्न होती हैं जब शरीर में उन बीमारियों के लाखों जीवाणु पहुंचते हैं। परन्तु 100 या यहां तक 10 शिजेला डिसेण्टरी बैक्टीरिया के हमारे शरीर में पहुंचने से भी शरीर की रक्षा व्यवस्था छिन्न-भिन्न हो सकती है और हम पेचिश से पीड़ित हो सकते हैं। वैसे अब 'नेशनल इंस्टीट्यूट ऑफ कॉलरा एण्ड एण्टेरिकडिसीजेज' के वैज्ञानिकों ने इसके प्रकोप को काफी कम कर दिया है। उनके प्रयत्नों के फलस्वरूप इसकी मृत्यु दर भी काफी घट गई है।

बचाव

इस माहमारी से बचने के लिए निम्न सावधानियां बरतनी चाहिए।

मल का उचित विसर्जन

बीमारी से पीड़ित लोगों के मल को गांवों से दूर विसर्जित करना

चाहिए। इसके लिए 'राष्ट्रीय हैजा और आंत्रिक रोग संस्थान, कलकत्ता' के वैज्ञानिकों ने सुझाव दिया है कि मल को किसी गड्ढे में दबा देना चाहिए। बाद में गड्ढा बंद कर देना चाहिए। लेकिन इस बात का ध्यान रखना चाहिए कि ऐसे गड्ढे जल स्रोतों के नजदीक न हों। इसके अलावा बच्चों को इन स्थानों के नजदीक नहीं आने देना चाहिए बच्चे इस बीमारी का शिकार बहुत जल्दी हो जाते हैं।

रोगियों के मल में शिलेजा डिसेण्टरी रोग से मुक्ति पाने के दो सप्ताह बाद तक रह जाते हैं अतएव यह सावधानी ऐसे लोगों के मल के विसर्जन के बारे में भी बरतें।

शौच के बाद हाथों को अच्छी तरह से साबुन से साफ करें। खाना खाने से पहले भी उन्हें साबुन से धो लें। बांग्लादेश तथा कलकत्ता में किए सर्वेक्षणों से पता चलता है कि यह तरीका काफी हद तक इस बीमारी को रोकने में सहायक होता है। पके हुए भोजन को जितना जल्दी हो सके, उपयोग कर लेना चाहिए। इस बात का विशेष ध्यान रखना चाहिए कि मक्खियां इसके नजदीक न जाएं। वैज्ञानिकों का यह भी सुझाव है कि पानी के लिए सुराहियों का उपयोग बीमारी को रोकने में सहायक है। जितना संभव हो, खुले बर्तनों, घड़ों, नांद आदि में पीने का पानी नहीं रखना चाहिए। फल तथा सब्जियों को खाने तथा पकाने से पहले अच्छी तरह धो लें। बेहतर होगा कि बीमारियों के फैलने की स्थिति में बाजार में बने खाद्यों का इस्तेमाल कम-से-कम करें। बीमारी के फैलने की अवस्था में उबले हुए पानी का उपयोग अत्यन्त आवश्यक है। अगर सम्भव हो तो बर्तनों को पानी से साफ करने के बाद कुछ देर के लिए धूप में सुखाना चाहिए। बीमारी से पीड़ित व्यक्ति के कपड़ों का दुबारा उपयोग करने से पहले उन्हें पानी में उबाल लें। गरमी और बरसात में पेचिश लगभग हर वर्ष फैलती है। इसका कारण शायद यह है कि उस समय शिजेला डिसेण्टरी के पनपने के लिए परिस्थितियां अनुकूल होती हैं।

उपचार

होमियोपैथी चिकित्सा पद्धति में 'सिमिलिमम' के आधार पर अनेक औषधियां इस घातक बीमारी से रोगियों को रोगमुक्त कराने में कारगार हैं- एलोस, इपिकाक, मरक्यूरियस कोर, कोलीसिंथ, काल्चिक, आर्सेनिक, कैचेसि, ट्रॉम्बिडियम, एस्वलैपियॉस ट्यूबोंसा आदि।

ट्यूबोंसा

पेट में भारीपन, खाने के बाद गैस बनना, केटेरहल (श्लेष्मायुक्त)

पेचिश साथ ही मांसपेशियों एवं जोड़ों में दर्द, पाखाने में से सड़े अण्डे जैसी बदबू आती है। इन लक्षणों के आधार पर दवा का मूलअर्क 5-5 बूंद सुबह, दोपहर, शाम लेना फायदेमंद रहता है।

मरक्यूरियस कोर

पेचिशनुमा पाखाना, शौच करते समय पेट में दर्द, शौच के बाद भी बेचैनी एवं पेट दर्द बने रहना, पाखाना गरम, खूनी, श्लेष्मायुक्त, बदबूदार, चिकना, पेशाब में एल्ब्यूमिन (सफेदी) साथ ही गले में भी दर्द एवं सूजन रहती है, खट्टे पदार्थ खाने पर परेशानी बढ़ जाती है तो उक्त दवा 30 शक्ति में लेनी चाहिए।

कोलोसिंथ

मुंह का स्वाद बहुत कड़वा, जीभ खुरदरी, अत्यधिक भूख, पेट में भयंकर दर्द जिसकी वजह से मरीज़ दोहरा हो जाता है एवं पेट पर दबाव डालता है, आंतों में दवा उपयोगी रहती है।

काल्चिकम

गैस की वजह से पेट फूल जाना, (Colchaim) पेट में आवाजें होना, मुंह सूखा हुआ, जीभ, दांत, मसूढ़ों में भी दर्द, खाने की महक से ही उल्टी हो जाना, पेट में ठण्डक महसूस होना, पाखाना कम मात्रा में, पारदर्शी जेलीनुमा श्लेष्मायुक्त, पाखाने में सफेद-सफेद से कण अत्यधिक मात्रा में छितरे हुए, कांच निकलना, सोचने पर परेशानी बढ़ना आदि लक्षणों के आधार पर 30 शक्ति में दवा लेना उपयोग रहता है।

टाम्बिडियम

खाना खाने एवं पानी पीने पर परेशानी बढ़ जाना, टट्टी से पहले एवं बाद में अधिक दर्द, सुबह उठते ही पतले पाखाने होना, भूरे रंग की खूनी पेचिश, दर्द के साथ, गुदा में जलन आदि लक्षण मिलने पर 6 से 30 शक्ति तक दवा लेना हितकर है।

एलो

पेय पदार्थों की इच्छा, खाने के बाद गैस बनना, मलाशय में दर्द, गुदा से खून आना, बवासीर रहना, ठंडे पानी से धोने पर आराम मिलना, पाखाने एवं गैस के खारिज होने में अत्यधिक श्लेष्मायुक्त (म्यूकस) गुदा में जलन रहना, खाना खाने-पीने पर फौरन पाखाने की हाजत होना आदि लक्षणों के आधार पर 30 शक्ति में दवा की कुछ खुराक लेनी चाहिए। इसके अलावा अनेक दवाएं लक्षणों की समानता पर दी जा सकती हैं।

गर्मियों में 'आंत्रशोथ' से कैसे बचें

गर्मियां शुरू हुई नहीं कि आंत्रशोथ, हैजा, दस्त से मरने वालों की गिनती शुरू हो जाती है। प्रतिवर्ष गर्मियों की तीव्रता के साथ मौत का तांडव चलता रहता है और हमारा स्वास्थ्य विभाग कागजी आंकड़ों में उलझा कबूतर की तरह सच्चाई से आंखें मूंदे बैठा रहता है।

वैसे तो उल्टी-दस्त लगने के बहुत से कारण हो सकते हैं किन्तु आजकल के मौसम में यदि ये दोनों लक्षण एक साथ मिलें तो सर्वप्रथम 'गैस्ट्रोएंटराइटिस' अर्थात् आमाशय व आंत्रश्वास की म्यूकस झिल्ली की सूजन यानि 'आंत्रशोथ' की संभावना ही अधिक प्रतीत होती है। यह रोग गर्मियों में अधिक होता है। वैसे तो किसी भी उम्र में यह रोग हो सकता है। किन्तु बच्चों को यह काफी प्रभावित करता है। उल्टी-दस्त के कारण शरीर में होने वाले पानी तथा खनिज लक्षण की कमी, जरा-सी देर में ही अत्यन्त खतरनाक सिद्ध हो सकती है।

हमारे देश में प्रतिवर्ष दस्त से 15 लाख बच्चे मर जाते हैं। अन्य विकासशील देशों में भी दस्तों की बीमारी बच्चों की मृत्यु का सबसे बड़ा कारण है। आम जनता को इस रोग के बारे में समुचित जानकारी देने से खान पान में स्वच्छता बरतने से तथा रोग के त्वरित और प्रभावी उपचार से इन असमय मौतों से पूर्णतः बचा जा सकता है।

विभिन्न प्रकार के जीवाणु, विषाणु तथा परजीवी इस रोग के मुख्य कारण हैं, जिनसे दूषित भोजन, पानी एवं अन्य पेय पदार्थों के सेवन से स्वस्थ व्यक्ति में यह रोग फैलता है। कुछ व्यक्तियों में एलर्जी से भी 'आंत्रशोथ' हो सकता है। बालकों में कान, त्वचा व सांस के संक्रमण के होने पर भी उल्टी व दस्त हो सकते हैं।

कारण

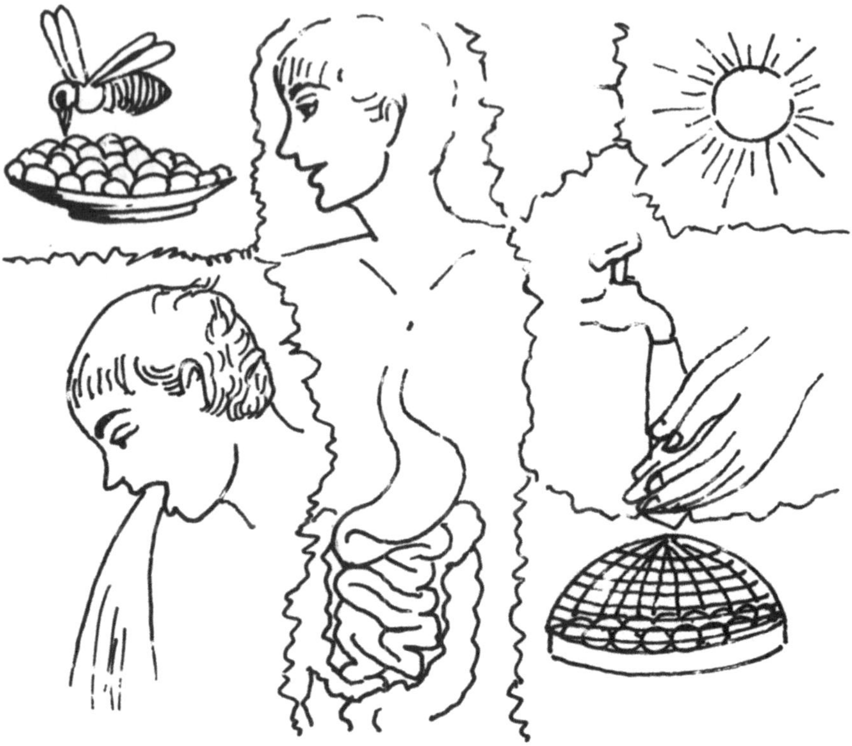

इस रोग का फैलाव मुख्यतः वातावरण में गंदगी, स्वच्छता के प्रति उदासीनता व अज्ञानता के कारण होता है। गरमी के मौसम में सफाई व स्वच्छता का विशेष ध्यान रखना चाहिए। बच्चों के दूध, दूध की बोतल, पानी की उचित सफाई न रखना, मां के स्तन में संक्रमण, कुपोषण, इधर–उधर शौच करने–कराने की आदत, धूल–मिट्टी लगी खुले में रखी या नीचे गिरी मिठाई खाना, चीनी, गुड़ आदि खाना, फलों तथा सब्जियों को बिना धोए खाना, भोजन बनाने–परोसने में असावधानी बरतना, भोजन व खाद्य पदार्थों को न ढकना आदि अनेक ऐसे कारण हैं जो जीवाणुओं को संक्रमित होने को पनपने का मौका देत हैं और व्यक्ति आंत्रशोथ का शिकार हो जाता है।

लक्षण

दूषित भोजन, पानी या अन्य पेय पदार्थों के शरीर में पहुंचने के

कुछ घंटे बाद ही रोगी को उल्टी, दस्त और पेट दर्द शुरू हो जाता है। दस्तों की संख्या एक दिन में 5-6 से लेकर 40-50 तक कुछ भी हो सकती है। पेट दर्द के साथ पेट फूलना भी एक आम शिकायत होती है। दवाओं से शीघ्र राहत नहीं मिलती। साथ ही बुखार, सिर दर्द तथा चक्कर आना, शौच में खून आना व अत्यधिक कमजोरी भी एक आम शिकायत होती है।

उल्टी और दस्तों में शरीर का पानी तथा खनिज लवण जब अधिक मात्रा में निकल जाते हैं तो रोगी के शरीर में जटिलताएं उत्पन्न होनी प्रारम्भ हो जाती हैं। रोगी की नाड़ी तथा सांस की गति तेज तथा ब्लडप्रशेर और मूत्र की मात्रा कम हो जाती है। जीभ और होंठ सूखे नजर आते हैं। त्वचा की चिकनाहट व लचीलापन कम हो जाता है। रोगी सुस्त दिखाई पड़ने लगता है। रोगी को पसीना आने लगता है, आंखें अंदर धंसी मालूम पड़ती हैं, बच्चों के सिर के बीच की हड्डियों का स्थान धंसा लगता है। उल्टी और दस्त के साथ पेट–फूलना भी आम शिकायत रहती है। इसका कारण शरीर में पोटैशियम खनिज की कमी होती है जिससे रोगी की आंतों की गति मंद पड़ जाती है और रोगी का पेट फूल जाता है। गांवों में पेट फूलने पर हींग का लेप किया जाता है किन्तु आंत्रशोथ में इस लेप से भी कोई विशेष लाभ नहीं मिलता ऐसी अवस्था में रक्त शिराओं द्वारा नमक के विलयन के साथ पोटैशियम क्लोराइड का घोल बड़ी आसानी से चिकित्सकीय देख–रेख में देने पर लाभ मिलता है।

उपचार

यदि रोगी बेहोश न हो व उसे लगातार उल्टियां भी न हो रही हों तो पानी, खनिज, लवण व ग्लूकोज़ का मिश्रण हितकारी होता है। इस मिश्रण को एक घंटे के अंतर पर लगातार देते रहना चाहिए। यदि यह मिश्रण उपलब्ध न हो तो एक गिलास पानी में तीन–चार चाय के चम्मच चीनी, आधा नींबू व एक चुटकी भर नमक घोल रोगी के लिए अमृत का कार्य करता है। यदि रोगी बच्चा हो तो इस घोल का आधा से एक कप एक बार में चम्मच से या सीधे ही पिलाया जाना चाहिए। इस घोल को दस्त प्रारम्भ होते ही देना शुरू कर देना चाहिए। यह जीवन रक्षक घोल है और शरीर में होने वाली लवण–पानी की कमी की पूर्ति करता है। यदि रोगी को लगातार उल्टियां हो रही हों और वह मुंह से कुछ भी लेने में असमर्थ हो पानी तथा खनिज लवणों की बहुत कमी हो गई हो

तो अविलम्ब ही किसी अस्पताल या डिस्पेंसरी में भर्ती कराना चाहिए। ऐसे में रक्त शिरा द्वारा नमक व खनिज लवण का घोल देना आवश्यक हो जाता है अन्यथ अनावश्यक देरी या गलत उपचार से रोगी की जान को भी खतरा हो जाता है।

बचाव

आंत्रशोथ से बचाव के लिए वातावरण की स्वच्छता अत्यन्त आवश्यक है। गांवों में पीने के पानी की सुव्यवस्था होनी चाहिए। पानी उबालकर पीना चाहिए। खासतौर से आजकल के मौसम में जबकि यह रोग फैला हुआ है। भोजन तथा पेय पदार्थों को मक्खी–मच्छर, काकरोच, छिपकली आदि से बचाकर रखना चाहिए। भोजन बनाने, परोसने व खाने में अत्यधिक सफाई चाहिए। बर्तन साफ धुले हों। खाना बनाते समय धुले बर्तन को पुनः साफ पानी से धो लेना चाहिए। हाथ सफाई से धोकर ही खाना बनाना व खाना चाहिए। बाजार में खुले व कटे हुए फल न खाएं। बच्चों के दूध तथा पानी की बोतल को हर समय उबालकर रखें। बच्चों को गंदगी से बचाएं। बासी खाना न तो स्वयं खाएं न दूसरों को खिलाएं। रोगी के मल–मूत्र व उल्टी पर राख अवश्य डाल दें। बच्चों व घर के अन्य सदस्यों को रोगी से दूर रखें। रोगी के कपड़े गरम पानी में धोएं। पानी की टंकियों की नियमित सफाई कराएं। स्वास्थ्य विभाग को भी सार्वजनिक टंकियों में क्लोरीन युक्त जल की सप्लाई करानी चाहिए व गांव के कुओं की भी उचित सफाई आवश्यक है। हैजा निरोधक टीके भी लगवाने चाहिए।

रोगी की दशा व लक्षणों के आधार पर कैम्फर, कार्बोवेज़, वेरेट्रमएल्वम, चाइना, आर्सेनिक, एथूजा, कैमोमिला, इपिकाक, ब्रायोनिया, क्रोटनटिग आदि अनेकानेक होम्योपैथिक औषधियां योग्य चिकित्सक की देख–रेख में देनी चाहिए। किन्तु रोगी के शरीर में लवण, पानी की कमी, दृष्टिगत रखते हुए, दवाओं के साथ–साथ, खनिज–लवण मिला नमक का घोल, रक्तशिरा द्वारा देना भी रोगी का जीवन बचाने के लिए आवश्यक है।

याद रखिए, स्वच्छता (व्यक्तिगत, वातावरणीय, पानी, भोजन) के प्रति जरा–सी भी लापरवाही मृत्यु का तांडव फैलाने के लिए पर्याप्त होती है।

गन्दा पानी पीलिया का प्रमुख कारण

त्वचा एवं श्लेष्मा झिल्लियों का रंग, शरीर के द्रव्यों (मुख्यतया रक्त) में 'सीरम बिलिरूबिन' नामक तत्त्व की सान्द्रता बढ़ जाने के कारण, अत्यधिक पीला हो जाता है। इसीलिए इस रोग को पीलिया या जॉन्डिस कहते हैं।

कारण

बिलिरूबिन उपापचय से संबंधित होता है पीलिया रोग।

1. क्रियापद (सामान्य क्रिया) के विपरीत शरीर में बिलिरूबिन स्तर बढ़ जाने के कारण

(अ) अधिक उत्पादन :

※ लाल रक्त कोशिकाओं की मृत्यु के फलस्वरूप अधिक बिलिरूबिन बनने लगता है।

※ अक्षम अशक्त लाल रक्त कणिकाओं के बनने के कारण।

(ब) यकृत की क्षति (कार्य क्षमता कम होने) के कारण कुछ अंग्रेजी दवाएं जो पेट के कीड़ों को मारने के लिए दी जाती हैं, के कारण।

(स) बिलिरूबिन तत्त्व (पित्ताशय से स्रवित पित्त को रंग प्रदान करने वाला तत्त्व) की शरीर से निकासी के लिए शरीर के द्रव्यों से परस्पर मिलन की क्रिया में क्षति के फलस्वरूप।

※ ट्रांसफर की आनुवंशिक कमी के कारण।

※ गिलबर्ट सिण्ड्रोम नामक रोग के कारण।

※ ट्रांसफर की अपरिपक्वता के कारण।

※ क्लोरमफेनिकोल जैसी कुछ अंग्रेजी दवाओं के कारण।

* हिपेटाइसिस, सिरोसिस, टायफाइड, मनेरिया आदि रोगों के कारण।

2. परस्पर संयोग की क्रिया के फलस्वरूप शरीर में बंटे हुए बिलिरूबिन स्तर की वजह से

(अ) यकृत संबंधी स्राव की क्षति के कारण

(1) अधिक प्रभावित करने वाले कारण

* ड्यूबिन जानसेन एवं शटर सिण्ड्रोम
* यकृत–संबंधी दोष के कारण, पित्त के स्राव में होने वाला अवरोध जिससे बहुत क्षति न हो।
* गर्भावस्था के दौरान, पित्त के स्राव में अवरोध के कारण होने वाला पीलिया।

(2) बाहरी कारणों वश

* विषाणु अथवा दवाओं के कारण यकृत की कोशिकाओं को प्रभावित करने के कारण। गर्भ निरोधक गोलियों अथवा अन्य अंग्रेजी दवाओं के कारण, पित्त के प्रवाह में अवरोध उत्पन्न होने के कारण।
* यकृत के बाहर पित्त प्रवाह अथवा पित्ताशय उत्पन्न में अवरोध के कारण

(ब) पित्त प्रवाह के मार्ग में अवरोध।

* पथरी
* परजीवी
* पित्त एवं पित्ताशय की छनन
* पित्ताशय की सतह पर अवरोध

(1) संकुचन

* सूजन की वजह से अथवा चोट लगने के कारण।
* घातक कोशिका–वृद्धि के कारण।
* पित्त नली तंतुओं का कड़ा पड़ जाने के कारण।

(ल) सतह से बाहर अवरोध

(1) आंत के अंदर के नीचे का पतला भाग पक्वाशय से संबंधित।

* हर्ट मैन पाउच नामक स्थान पर पथरी जो कि पित्त नली पर दबाव डाल रही हो।
* कामन बाइल डक्ट (पित्ताशय से यकृत में पित्त ले जाने वाली नली) पर सिस्ट (फोड़े नुमा एपिथिलियम कोशिकावृद्धि) के बनने के कारण।

(2) पक्वाशय (ड्यूओडिनम) के नीचे

* अग्न्याशय (पैक्रियाज़) का कैंसर।
* अग्न्याशय की सूजन।
* पित्ताशय की कॉमन बाइल डक्ट एवं पैंक्रियेटिक डक्ट के जुड़ने के स्थान पर कैंसर के कारण।

(3) यकृत में कैंसर की अवस्था में

प्रकार

हीमोलिटिक : रक्त की लाल रक्त कोशिकाएं अधिक मात्रा में नष्ट होने लगती हैं और बिलिरूबिन तत्त्व अधिक मात्रा में बनने लगता है। अधिक बिलिरूबिन बनने के कारण, बिलिरूबिन उपापचय के बाद शेष तत्त्व स्टरकोबिलिनोजन की, पाखाने में अधिकता हो जाती है और पेशाब में यूरो बिलिनोजन तत्त्व स्टार अधिकता हो जाती है और पेशाब गाढ़ा पीला हो जाता है। पित्त स्राव में किसी की रुकावट न होने पर पाखाने का रंग काला होता है।

लाल रक्त कोशिकाओं की क्षति के कारण शरीर पीला पड़ जाता है एवं प्लीहा (स्लीन) बढ़ जाती है।

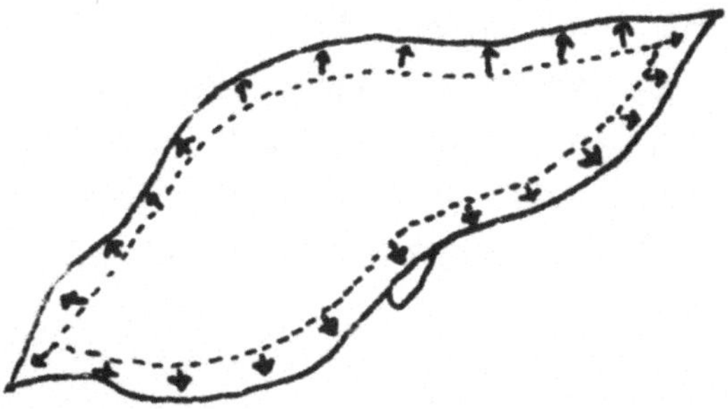

प्रायः पीलिया में यकृत का आकार बढ़ जाता है।

कोलेस्टेटिक अथवा आब्सट्रक्टिव जांडिस : कॉमन बाइल डक्ट में पथरी, अग्न्याशय का कैंसर कुछ अंग्रेजी दवाओं का प्रभाव विषाणुजनित यकृत, बाइल डक्ट का संकुचन, शराब का अधिक सेवन, यकृत का सिकुड़ना आदि कारणवश एवं कभी–कभी ऑपरेशन के बाद, उक्त प्रकार का पीलिया हो जाता है।

यदि अवरोध दूर न किया जाए तो बिलिरूबिन तत्त्व (रंग) की अधिकता के कारण शरीर की त्वचा व श्लेष्मा झिल्लियां पहले गाढ़ी पीली एवं कुछ दिन बाद हरी–हरी–सी हो जाती हैं। बिलिरूबिन के कारण पाखाने का रंग हलका पीला या सफेद–सा हो जाता है। शरीर पर खुजली होने लगती है।

जांच

रक्त, सफेद रक्त कोशिकाओं की कुल संख्या में कमी किन्तु लिम्फोसाइट कोशिकाओं में वृद्धि प्रायः हिपेटो सेल्युलर जॉडिस में होती है। सफेद रक्त कोशिकाओं की अधिकता को लेजॉइटिस (किसी अवरोध के कारण) जॉडिस में होती है। हीमोलिटिक पीलिया में लाल रक्त कोशिकाओं की वृद्धि हो जाती है।

- सीरम बिलिरूबिन स्तर—रक्त में सीरम बिलिरुबिन बढ़ जाता है। सामान्य रूप से यह 100 मि.ली. रक्त में 1 मि.ग्रा. तक होती है।
- सीरम एल्केलाइन फास्फेट्स—सामान्य रूप से यह 3-13 किंग आर्म स्ट्रांग यूनिट होता है। किन्तु पीलिया में बढ़ जाता है।
- सीरम एल्ब्यूमिन एवं ग्लोब्यूलिन—पीलिया में एल्ब्यूमिन कम एवं ग्लोब्यूलिन अधिक हो जाता है।
- सीरम ट्रांस एमिनेस—एस.जी.पी.टी. एवं एस.जी.ओ.टी. नामक एंजाइमों का, रक्त में स्तर बढ़ जाता है। (सामान्य अवस्था में दोनों 10-40 कारमन यूनिट मि.ली. होने चाहिए। हिपेटाइटिस बी विषाणु की जांच के लिए 'आस्ट्रेलिया एंटिजिन टेस्ट' कराना भी आवश्यक होता है।)

बचाव एवं रोकथाम

हिपेटाइटिस 'ए' गंदे पानी से, गंदे फलों से व संक्रामक रोगी के पाखाने पर बैठी मक्खियों द्वारा फैलता है। इसके रोगी के कपड़े गरम पानी में धोने चाहिए। पाखाना खुले में नहीं करना चाहिए। गंदा पानी (नाले अथवा सीवर का) नहीं पीना चाहिए। गंदे, सड़े–गले फल एवं अन्य खाद्य–पदार्थ जिन पर मक्खियां बैठ रही हों, नहीं खाने चाहिए। ऐसे रोगियों को तरणताल में तैरने वगैरह से रोकना चाहिए। अन्यथा दूसरों को भी संक्रमण लग सकता है। पाखाने को ढक देना आवश्यक है।

हिपेटाइटिस 'बी' मुख्यतया खून के द्वारा फैलता है व लोग जो इंजेक्शन द्वारा मादक पदार्थ लेते हैं या प्रयोगशालाओं में कार्य करने वाले कर्मचारी जो कभी–कभी संक्रामक रोगी का खून निकालने वाली सुई चुभ जाने के कारण इसके शिकार हो जाते हैं। यदि ऐसे मनुष्य के खून की एक बूंद भी दूसरे मनुष्य में चली जाए तो वह इसका शिकार हो जाता है। हिपेटाइटिस 'बी' में पाया जाने वाला एच.बी.एस. एण्टिजिन यकृत के लिए घातक होता है।

रोग की अवस्था में (जब तक सीरम बिलिरूबिन बढ़ा रहे) तली हुई चीजें, दूध, दाल (प्रोटीन युक्त खाद्य पदार्थ) आदि का पूर्ण परहेज रखना चाहिए। हरी सब्जियां, मूली, गन्ने का रस, नींबू, ग्लूकोज़ (पानी में घोलकर), आलू एवं अन्य शर्करायुक्त पदार्थों का अधिक सेवन करना चाहिए। रोग की अवधि में रोगी को शारीरिक अथवा मानसिक परिश्रम नहीं करना चाहिए और तनाव रहित होकर पूरी तरह बिस्तर पर ही आराम करना चाहिए। वैसे आजकल के मौसम में, गन्ने का रस अथवा लस्सी आदि की दुकानों पर सफाई की कमी, गंदगी की अधिकता, छुथा एवं संक्रमण का विशेष ध्यान रखना आवश्यक है। रोगी को छाछ पीनी चाहिए।

होमियोपैथिक चिकित्सा

समान लक्षणों के आधार पर ब्रायोनिया, मरक्यूरियस, लेकसिस, नेट्रमसल्फ, पुनर्नवा, चेलीडोनियम, कालमेग, काडुअस, डोलीकोस आदि दवाएं अत्यन्त लाभदायक हैं।

इसके अलावा चियोनेथस, चाइना, नेट्रमफास, मरक्यूरियस, एकोनाइट, लायकोपोडियम, मर्कसाल, मर्क डिफ, फासफोरस, नक्सवोमिका, पोडो, फाइलम आदि दवाएं, अत्यंत लाभप्रद हैं।

'किसी भी उम्र में हो सकता है हेपेटाइटिस-बी'

पिछले कुछ समय से हेपेटाइटिस-बी एक भयानक रोग के रूप में उभर रहा है। घातक एड्स के मुकाबले यह रोग सौ गुना ज़्यादा संक्रामक है। राष्ट्रीय शिशु टीकाकरण कार्यक्रम के तहत बच्चों को दिए जाने वाले टीकों में इसे शामिल करने पर विवाद है। लेकिन आम जनता तथ्य जानना चाहती है, ताकि वह स्वयं फैसला कर सके।

○ हेपेटाइटिस–बी क्या है?

– हेपटाइिस–बी में जिगर सूज जाता है और यह वायरस के कारण होता है।

○ इस रोग को खतरनाक क्यों माना जाता है?

– इसका वायरस स्थायी और बेहद संक्रामक होता है। उदाहरण के लिए अगर किसी मरीज की उलटी से गंदा हुआ कपड़ा बिना धुले बरसों तक पड़ा रहे, तो वह संक्रामक बना ही रहेगा, क्योंकि इसका वायरस नष्ट नहीं होता।

○ इसका संक्रमण कैसे होता है और यह कैसे फैलता है?

– इसका संक्रमण किसी को दूषित रक्त चढ़ाने से और गर्भवती मां से बच्चे को होता है। इसके अलावा यह चुम्बन, गोदना या एक ही उस्तरे और सुई का या एक से अधिक सुई का एक से अधिक व्यक्ति पर उपयोग, उल्टी, हेमोडाइलाइसिस और शरीर से निकले किसी भी तरल पदार्थ से फैल सकता है।

○ इसके वायरस की उद्भवन अवधि कितनी होती है?

– हेपटाइटिस–बी और सी की उद्भवन अवधि एक से छह महीने तक होती है।

- **इस रोग का एच.वाई.वी. से कोई संबंध है?**
– नहीं, दोनों एकदम अलग रोग हैं। एच.आई.वी. शरीर की प्रतिरक्षण क्षमता पर हमला करता है, जबकि हेपेटाइटिस–बी जिगर पर। बेशक दोनों अलग–अलग रोग हैं, लेकिन एच.आई.वी. के मुकाबले हेपेटाइटिस–बी सौ गुना अधिक संक्रामक है।

- **यह रोग किस तरह के लोगों को होता है?**
– दक्षिण एशिया और अफ्रीका में यह रोग अधिक होता है, क्योंकि यहां चिकित्सक इलाज में सावधानी नहीं बरतते। आम जनता को भी इसके बारे में अधिक जानकारी नहीं है। यह रोग किसी भी उम्र में हो सकता है।

- **इस रोग के क्या–क्या लक्षण होते हैं?**
– जब तक रोग हो नहीं जाता, तब तक कोई निश्चित लक्षण नहीं होते हैं। कभी–कभी हल्के बुखार, वजन में गिरावट, भूख में कमी या बदहजमी के कारण डॉक्टरी सलाह के लिए जाने पर भी जांच के दौरान पता चलता है कि व्यक्ति को हेपटाइटिस–बी है। दुर्भाग्यवश इसके मरीज का परीक्षण नहीं किया जाता है। पीलिया हो जाने की स्थिति में ही डॉक्टर जिगर का परीक्षण करते हैं। सकारात्मक परिणाम निकलने पर हेपेटाइटिस–बी का परीक्षण किया जाता है।

- **रोग का पता लगाने के लिए किस तरह की परख या जांच मदद करती है?**
– जांच का कोई लाभ नहीं होता, क्योंकि उसके बाद भी तो इलाज और टीकाकरण करना ही पड़ता है। यह प्रक्रिया बहुत महंगी होती है, इसलिए सीधे टीका लगवाना बेहतर रहता है। हमारे देश में लगभग चार करोड़ पचास लाख लोग हेपेटाइटिस–बी से ग्रस्त हैं, लेकिन उनमें से केवल दस प्रतिशत के बारे में ही पता चल सका है। इस टीके से व्यक्ति को किसी तरह की हानि नहीं होती, बल्कि यह उसे सुरक्षा प्रदान करता है। इसलिए टीकाकरण बेहतर तरीका है।

- **टीकाकरण कितना प्रभावशाली माना जाता है?**
– यह 96 प्रतिशत तक प्रभावशाली माना जाता है और जीवनभर इसका असर रहता है। हाल ही में सरकार ने इसे टीकाकरण कार्यक्रम में शामिल करने का प्रस्ताव रखा था।

- **इस टीके की कीमत क्या है और इसे कब एवं कैसे दिया जाना चाहिए?**

– तीन टीकों का खर्च लगभग 500 रुपये आता है। इसे तीन खुराकों में दिया जाता है। पहला–जन्म के पहले दिन, दूसरा–तीसरा दिन और तीसरा–तीसरे महीने में। वैसे तो व्यक्ति किसी भी उम्र में यह टीका लगवा सकता है, लेकिन तीनों खुराक लेना ज़रूरी है। याद रहे कि रोग हो जाने के बाद टीके का कोई लाभ नहीं होता।

- **इस रोग का क्या इलाज है?**

– इस रोग का कोई स्थायी इलाज उपलब्ध नहीं है। इलाज से हुआ नुकसान ज़रूर कम हो सकता है। इससे मरीज के शरीर में वायरस तो मौजूद रहेगा, लेकिन नुकसान कम होगा।

- **किस प्रकार के रोगी इलाज के लिए आते हैं?**

– आमतौर पर ऐसे लोग इलाज के लिए आते हैं, जिनका शरीर रोग से जकड़ जाता है। अनेक लोग तो तब आते हैं, जब उन्हें सूत्रण रोग यानि 'सिरोसिस' हो चुका होता है। 'सिरोसिस' में जिगर सख्त हो जाता है और काम करना बंद कर देता है। आजकल समृद्ध लोगों को भी यह रोग हो रहा है। सामान्य परीक्षण के दौरान जिगर की जांच की जाती है। फिर उनका हेपेटाइटिस-बी के लिए परीक्षण किया जाता है। यूरोपीय या अरब देशों में नौकरियों के लिए गए कई लोगों को सिर्फ इसलिए स्वदेश लौटा दिया जाता है, क्योंकि उन्हें यह रोग होता है। वे लोग हमारे यहां भी इलाज करवाने आते हैं।

- **क्या हेपेटाइटिस–बी का कोई इलाज नहीं है?**

टीकाकरण के अलावा आपको वही एहतियात बरतना होगा, जो एड्स से बचने के लिए बरता जाता है। मरीज के शरीर से निकले खून, पसीने, उल्टी, आंसू, लार आदि को न छूएं। एक ही उस्तरे या सुइयों को उपयोग न करें। एक से अधिक व्यक्ति से यौन संबंध न रखें। रक्त चढ़ाने से पहले खून की जांच अवश्य करवा लें और जीवाणुरहितता एवं स्वच्छता का ध्यान रखें।

यह जो होता है मोटापा

बहुतों को मोटापा एक हास्यास्पद वस्तु हो, बहुतों को जीवनोपार्जन का माध्यम और बहुतेरे मोटापे के बोझ तले कसमसाते विभिन्न चिकित्सकों के कक्ष के बाहर कतारबद्ध या नूतन जोशोखरोश के साथ कालोनी के बाहर किसी प्रांगण में, कदाचित लोगों की दृष्टि से परे, कुछ व्यायाम का संकल्प लेने या ले चुकने के बाद, कुछ अजीबोगरीब भाव-भगिमाओं के साथ विभिन्न मुद्राओं से सकुचाते कभी-कभी देखे जा सकते हैं।

कुछ उपचार को नाटकीय बनाने के आशय से अपनी समृद्धि का, जिसके शिकार वें पहले ही हो चुके होते हैं, प्रदर्शन करते हुए, रंग-बिरंगे ट्रेक सूटों में बाटेनिकल गार्डन के बाहर प्रातःकाल आलीशान कारों से उतरकर ऐसे एकत्रित होते हैं जैसे मोटापे पर कोई प्रतियोगिता का आयोजन किया गया हो।

बहुतेरे इस तथ्य से अनभिज्ञ रहते हैं कि वे मोटापे से पीड़ित हैं या उसे समृद्धि का स्तम्भ मानकर दिल हल्का कर लेते हैं। दुर्भाग्य तो इस बात का है कि बहुतेरे मोटे होने की हर संभव कोशिश के दौरान मुझसे भी आ टकराते हैं और मोटे होने के लिए मुझसे मार्गदर्शन मांगते हैं। प्रस्तुत लेख में कई उद्देश्यों को मद्देनजर रखकर लिख रहा हूं जिसमें सबसे प्रमुख है कि लोग मोटापे के स्याह पक्ष को समझें और मोटे होने की कोशिश तो क्या उसकी कामना तक न करें।

मोटापा क्या है?

मात्र वजन बढ़ जाने को मोटापा नहीं कहते, वरन् चर्बी के सामान्य रूप से एकत्रित हो जाने के कारण वजन बढ़ने की स्थिति को मोटापा

कहते हैं। कभी-कभी शरीर में पानी बढ़ जाने के कारण वजन बढ़ जाता है। जैसे गुर्दे की बीमारियों के कारण जिगर की बीमारियां जैसे सिरोसिस में या हृदय के फेल होने की स्थिति में जब वजन बढ़ जाता है तो उसे मोटापा नहीं कहते।

जब हम वजन बढ़ जाने की बात करते हैं तो स्वाभाविक रूप से प्रश्न उठता है कि सामान्य या आदर्श वजन क्या होता है?

आदर्श वजन क्या है?

किसी भी व्यक्ति का सामान्य वजन कई बातों पर निर्भर करेगा जैसे लिंग, ऊंचाई, सामाजिक परिवेश इत्यादि। पहले आदर्श वजन को एक तालिका से जाना जाता था जो जीवन बीमा में उपलब्ध आंकड़ों पर आधारित होती थीं। यह तालिका उस वजन को दर्शाती थी जिस पर सम्भवतः किसी व्यक्ति विशेष की जीवनरेखा सबसे लम्बी होगी। किन्तु इसमें कई कठिनाइयां थीं जैसे आंकड़ों की विश्वसनीयता हर देश में भिन्न होना तथा सामान्य व्यक्ति के लिए तालिका का उपलब्ध न होना। इसलिए आजकल आदर्श वजन को बी.एम.आई. (बॉडी मास इंडेक्स) के माध्यम से व्यक्त करते हैं।

बी.एम.आई. क्या होता है।

बी.एम.आई. जानने के लिए वजन (किलोग्राम) व ऊंचाई (मीटर में) जानकारी होती है और फिर निम्न सूत्र से इसे निकाल लेते हैं।

$$\text{बी. एम. आई.} = \frac{\text{वजन (किलोग्राम में)}}{\text{ऊंचाई (मीटर में)}}$$

उदाहरण के लिए यदि किसी व्यक्ति का वजन 75 किलो. व ऊंचाई 1.5 मीटर हो तो उसका बी.एम.आई. 33.3 होगा।

पुरुषों में सामान्य बी.एम.आई. 20.25 तक व स्त्रियों में 19-24 तक होता है। जब बी.एम.आई 25 से अधिक होता है तो मोटापे का रोग निःसंदेह माना जाता है।

मोटापे के कारण

अधिक कैलोरीयुक्त भोजन या कम मेहनत या दोनों मोटापे का मूल भूत कारण माने जाते हैं। आमतौर पर देखा जाता है कि मोटापे से पीड़ित अधिकांश रोगी यही दावा करते हैं कि वे बहुत कम भोजन

करते हैं किन्तु जब हम सावधानी से उनके भोजन पर दृष्टिपात करते हैं तो पाते हैं कि उनके भोजन में प्रचुर कैलोरीयुक्त कुछ खाद्य पदार्थ रहते हैं, जिनके कारण वे सदा कुछ कैलोरी अतिरिक्त ग्रहण करते हैं क्योंकि कैलोरी की तुलना में इनकी मात्रा कहीं कम नजर आती है। कुछ रोगी बार-बार थोड़ा थोड़ा खाते रहते हैं जिससे एक बार में उनकी मात्रा काफी कम दिखती है, किन्तु कैलोरी मूल्य के दृष्टिकोण से काफी महत्त्व रखते हैं। एक मोटे आंकड़े के अनुसार यदि कोई 100 कैलोरी नित्य ज़्यादा ले रहा हो तो एक वर्ष में उसका 10 किलो वजन बढ़ जाएगा।

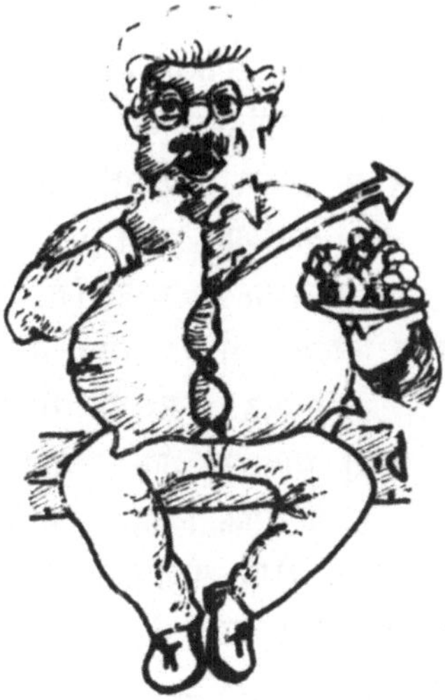

इस मूलभूत कारण के अतिरिक्त निम्नलिखित बीमारियां भी मोटापे में योगदान दे सकती हैं—

1. पैतृक रुझान : अधिकांशतः मोटापा एक पारिवारिक रोग होता है और एक ही परिवार के कई सदस्यों में पाया जाता है। जहां एक ही परिवार में समान भोजन व सामाजिक वातावरण एक होने के कारण इसके पाये जाने की संभावना रहती है वहीं पैतृक रुझान भी इसका स्पष्ट कारण होता है क्योंकि कुछ शोधों में देखा गया है कि यदि नवजात शिशु को मोटापे के रुझान वाले परिवार से हटाकर यदि किसी ऐसे परिवार में पाला जाए जहां मोटापे का रुझान न हो तो भी आगे चलकर यह शिशु मोटापे का शिकार हो जाता है।

2. आलस्यमय जीवन–यापन : धनवान व उच्च पदों पर आसीन लोगों में मोटापा प्रायः उनकी आलस्यपूर्ण दिनचर्या के कारण होता है। ऐशो-आराम की हर वस्तु सहजता से प्राप्त होने के कारण इन लोगों की दिनचर्या में मेहनत का कोई स्थान नहीं रह जाता। एक विशालकाय अफसर अपनी टेबिल के दूसरे सिरे पर रखी फाइल को उठाने के लिए मात्र घंटी का बटन दबाता है और प्रायः हस्ताक्षर करते समय फाइल के पन्ने तक खुद नहीं पलटता। अफसरी के उन्माद में इन परम्पराओं को बरकरार रखते समय वह इस

तथ्य से अनभिज्ञ रहता है कि वह मोटापे को स्वयं निमंत्रण दे रहा है।

3. हारमोन संबंधी विकार : हमारे शरीर में कई ग्रंथियों के कारण मोटापा पनप सकता है, जैसे, थायरायड ग्लैंड के कम काम करने से उत्पन्न 'मिक्सीडिमा' का रोग, पिट्यूटरी या एड्रिनल ग्लैंड के अधिक काम करने से उत्पन्न 'कुशिंग' नामक रोग। इसी प्रकार प्रजनन संबंधित ग्लैंडों के कम कार्यशील होने पर भी मोटापा देखा जाता है।

गर्भावस्था व 'मीनोपॉज' (माहवारी का बंद हो जाना) के कारण होने वाला मोटापा भी हारमोन का विकार माना जाता है।

4. मधुमेह : मधुमेह में मोटापा एक कुप्रभाव की तरह हो सकता है किन्तु याद रहे कि मोटापे के कारण मधुमेह भी हो सकता है।

5. मानसिक विकार : मानसिक विशेषज्ञों का मत है कि कुछ उदासी से पीड़ित रोगी भोजन में आनंद की अनुभूति पाते हैं और इसी कारण अधिक खाते रहते है और अंततः मोटापे से पीड़ित हो जाते हैं।

मोटापे से हानियां

हर मोटे व्यक्ति वास्तव में अतिरिक्त बोझ ढो रहे हैं जिसके कारण वह प्रायः थकान, सांस फूलना, धड़कन, पैरों के दर्द इत्यादि अनेक कष्ट झेलता है। इसी वजन के कारण वह घुटनों के दर्द की एक बीमारी 'आस्टियोआर्थ्राइटिस' का शिकार हो जाता है। मोटापे का रोगी कई प्रकार की 'हार्निया' मधुमेह, उच्च रक्तचाप तथा अन्य हृदय रोग, पित्ताशय की पथरी, गाउट इत्यादि रोगों का भी शिकार हो सकता है।

उपचार

भोजन, व्यायाम, दवाएं व कुछ ऑपरेशन मोटापे के उपचार के प्रमुख स्तम्भ हैं।

1. भोजन : मोटापे के उपचार में हर रोगी के लिए भोजन की विशेष योजना बनानी होती है जिसके मुख्य सिद्धान्त निम्न हैं—

- जहां तक संभव हो भोजन की मात्रा न घटे किन्तु उसका कैलोरी मूल्य काफी कम होना चाहिए। आमतौर पर लगभग 1000 कैलोरी मूल्य का भोजन दिया जाता है।
- चर्बी युक्त खाद्य पदार्थों पर बहुत रोक लगा दी जाती है क्योंकि ये प्रचुर कैलोरी युक्त होते हैं।

- प्रोटीनयुक्त भोजन के अवयव अधिक अनुपात में देने होते हैं। आमतौर पर एक ग्राम प्रोटीन रोगी के प्रति किलोग्राम वजन की दर से देते हैं।
- हरे पत्ते की सब्जियां, सलाद व फल प्रचुर मात्रा में दिये जाते हैं क्योंकि एक ओर तो इनका कैलोरी मूल्य कम होता है और दूसरी ओर इनकी ज़्यादा मात्रा भूख की तुष्टि करती है।
- आलू, चीनी, चावल, मिठाइयां, घुइयां, सिंघाड़ा, हरी मटर, केले, आम, अंगूर आदि गहन कार्बोहाइड्रेट के स्रोत वर्जित होते हैं।
- चर्बी की कमी के कारण भविष्य में विटामिन 'ए' व 'डी' की कमी होने की संभावना रहती है अतः इन्हें अवश्य दिया जाता है।

3. **व्यायाम** : दवायें रोगी की भूख कम करती हैं, ताकि वह कम भोजन खाये। इनमें सबसे अधिक 'फेनफ्लूरेमिन' का प्रयोग किया जाता है।

4. **ऑपरेशन** : कुछ ऑपरेशन इस आशय से किये जाते हैं कि वे भोजन का उपयोग रोकें। इनमें से एक ऑपरेशन के द्वारा छोटी आंत के प्रारंभिक भाग को अंतिम भाग से जोड़ देते हैं ताकि भोजन आंत के मध्य भाग से बच जाए जहां से भोजन का अधिकांश भाग रक्त में जाता है।

अनेक 'स्लिमिंग' फारमूले कुछ अवैज्ञानिक तरीकों से रोगियों का वजन घटाकर उन्हें गुमराह करते हैं।

तन तंदुरुस्त तो मन तंदुरुस्त

भारतीय जीवन चर्या में 'व्यायाम' का महत्त्वपूर्ण स्थान सदियों से रहा है। जबकि आधुनिक युग में वाहन सुख, व्यस्तता, अत्यधिक प्रतिद्वन्द्विता के कारण व्यक्ति शारीरिक व्यायाम में क्रमशः विमुख होता जा रहा है। वैज्ञानिक सुविधाएं तथा सोच का नज़रिया बदलने के कारण दिनचर्या के पास वक्त ही नहीं है। चिकित्सा विज्ञान की दृष्टि से यह आत्मघाती प्रवृत्ति है जो कि तमाम नए रोगों की जड़ है।

चौबीस घंटों में शारीरिक व्यायाम अथवा भ्रमण के लिए चन्द मिनट हम जाया नहीं करना चाहते हैं। जबकि चुस्त–दुरुस्त, स्फूर्तिमयी, सजग और स्वस्थ जीवन के लिए न कोई दवा है न ही कोई उपाय। निरोग रहने, रोगों से बचाव तथा दीर्घायु जीवन का रहस्य शारीरिक व्यायाम में छिपा है। वैसे अब कुछ असर तो हुआ है और लोग दैनिक चर्या में व्यायाम, खेलकूद अथवा पदभ्रमण की ओर उन्मुख हो रहे हैं। व्यायाम को लेकर लोगों में कुछ भ्रांतियां तथा गलतफहमी भी व्याप्त है। पहले उन्हीं के बारे में बात करेंगे—

○ **सिर्फ व्यायाम वजन–नियंत्रक है?**

– चूंकि मोटापा (सामान्य से अधिक शारीरिक वजन) एक आम समस्या है, अतः व्यक्ति इसके प्रति सचेत होते जा रहे हैं। इसके साथ ही लोगों में यह गलतफहमी है—'अब क्या, अब तो मैंने व्यायाम शुरू कर दिया है। अब तो मेरा मोटापा घटेगा ही। मगर यह हकीकत नहीं है। एक तरफ कसरत, खेलकूद तो दूसरी तरफ छककर खाना वह भी जो–जी में आया, अनाप–शनाप खाते जा रहे हैं। यह एक विसंगति है। दरअसल कैलोरी गणना से वजन घटना–बढ़ना निर्धारित होते हैं। एक ओर व्यायाम के जरिए आप 500 कैलोरी खर्च तो कर

रहे हैं मगर अज्ञानतावश यदि आप भोजन के माध्यम से इस कैलोरी की पूर्ति कर रहे हैं तो मामला वहीं का वहीं रहा। मोटापा कैसे घटे? और न ही इससे व्यायाम का सिद्धांत गलत सिद्ध होता है। इसके बजाए अगर आप 250 कैलोरी कम खाकर व्यायाम के ज़रिए 250 कैलोरी खर्च करते हैं तो एक पौंड प्रति सप्ताह के हिसाब से आपका वजन कम होता जाएगा। 6 महीनों में करीब 25 पौंड कम। अतः व्यायाम के साथ कैलोरी (भोजन) प्रतिबंध भी ज़रूरी है, सही परिणाम के लिए।'

○ **सही व्यायाम यानी थककर चूर होना?**

– इस भ्रामक विचार का प्रचार अवैज्ञानिकता के कारण हुआ है। वास्तविकता इसे निराधार सिद्ध करती है। अधिक थकान भरे व्यायाम से पेशीय खिंचाव के खतरे बढ़ जाते हैं। व्यक्ति थका–थका सा ढीला हो जाता है। स्फूर्ति के बदले वह बिस्तर पर लेटना चाहता है। दिनभर के कामकाज उसे भारी लगते हैं। विशेषज्ञ का सुझाव है कि ज़्यादा ताकत वाले अथवा चूर–चूर थकाने वाले व्यायाम से अतिरिक्त लाभ नहीं होता है। हलके–फुलके ऐसे व्यायाम ठीक रहते हैं जिनसे रक्त संचालन गतिमान हो जाए, चेहरे का खून दौड़ने लगे, किन्तु थकान न महसूस हो।

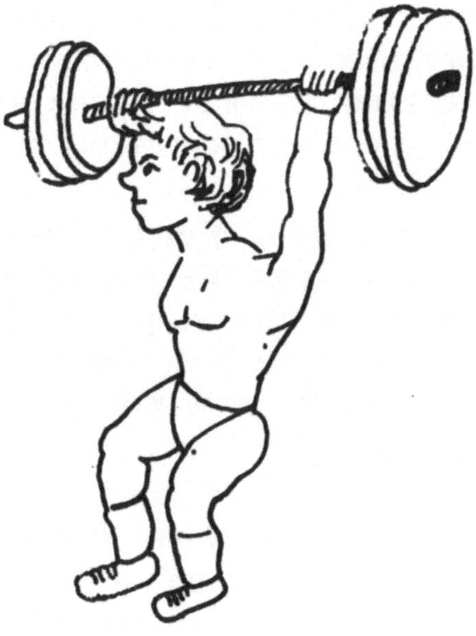

○ पसीना चर्बी गलाता है?

– यह मुहावरा भी भ्रामक है। चर्बी गलाने से भला पसीने का क्या लेना-देना? ऐसी बातों से प्रभावित व्यक्ति अपेक्षाकृत गर्म जगह पर व्यायाम करते हैं, गरम कपड़े पहनते हैं अथवा तब तक जुटे रहते हैं जब तक कि पसीना न चूने लगे। पसीनेदार व्यायाम अथवा अधिक गरमी करने वाली कसरतें प्रौढ़ वृद्ध व्यक्तियों के लिए हानिप्रद है। जबकि व्यायाम यदि पैदल भ्रमण और लंबे-लंबे डग भरने वाला ही किया जाए तो पर्याप्त है।

○ व्यायाम के दौरान पानी पीना खतरनाक?

– यह सच है कि जब लंबी-लंबी सांसें चल रही हों तब पानी पीने से उसका लगने का डर रहता है। यदि वाकई प्यास लगी है, मौसम गर्म है, पसीना खूब चू रहा है तो आप पानी पी सकते हैं। यह स्वास्थ्य या व्यायाम कार्यक्रम के प्रतिकूल कतई नहीं है। हां, जल्दी-जल्दी घूंट भरकर एक साथ काफी पानी पीने से पेट दर्द आदि की शिकायत हो सकती है। थोड़ा पानी, तसल्ली के साथ पिया जा सकता है।

○ व्यायाम का समय सिर्फ प्रातः

– कुछ व्यक्ति तो सिर्फ इसी कारण व्यायाम को उद्यत नहीं हो पाते जब सुबह जल्दी नहीं उठ पाते तो व्यायाम क्या करें। यह सोचना व्यायाम का महत्त्व कम नहीं करता, अलबत्ता समय से इसके संबंध के बारे में आपके त्रुटिपूर्ण विचार अवश्य उजागर होते हैं। यदि आपकी दिनचर्या इजाजत नहीं देती कि आप सुबह जल्दी जग पाएं तो आप व्यायाम, खेलकूद अथवा पद भ्रमण, शाम को कर सकते हैं। हलके-फुलके की है।

बल्कि व्यवहारिक तो यह है कि जब वक्त मिले, मौका हाथ लगे-पैदल चल पड़े। वाहन सुख सीमित करने से यह संभव है। सीढ़ियां चढ़ना--उतरना यहां तक हलकी-फुलकी कसरतें वक्त मिलते ही करने से आप अलग से वक्त देने के झंझट से मुक्त हो सकते हैं। मुख्य बात वक्त की नहीं, आपकी इच्छा-शक्ति की है।

○ जौगिंग सर्वोत्तम है?

– यह सही है कि जौगिंग का प्रचार फैशन की तरह हुआ है, मगर जौगिंग के सर्वोत्तम होने का सवाल ही नहीं। हर व्यायाम तभी ठीक है जब वह व्यक्ति को भाए, स्थिति से मेल खाए। प्रश्न उच्चता, निम्नता या श्रेणी का नहीं बल्कि आंगिक चालन (कैलोरी व्यय) का है। जौगिंग,

पार्क, घास वगैरह में तो ठीक है, सड़कों पर खतरनाक है। पैर के पंजे पर बार–बार धमक लगने से जोड़ों को खतरा हो सकता है। यदि जगह सख्त व समतल न हुई तो शरीर का वजन जब शक्ति से पंजों पर जाएगा तो घुटने–टखने के हाल बुरे हो ही सकते हैं। अतः जौगिंग–जौगिंग अलापने के बजाए व्यायाम का चयन व्यक्तिगत पसंद व परिस्थिति से करना सर्वोत्तम है।

व्यायाम का असर हर व्यक्ति पर समान?

– नहीं, यह संभव नहीं है। शरीर की बनावट की दृष्टि से व्यक्ति तीन प्रकार के होते है—

1. एक्टोमोर्फ, 2. मीसोमोर्फ, 3. इंडोमोर्फ।

एक्टोमोर्फ छरहरे बदन के व्यक्ति होते हैं जिन पर चर्बी मुश्किल से ही चढ़ती है। इसके विपरीत इंडोमोर्फ प्रकृति के ही स्थूल होते हैं, यानि इन्हें अपनी चर्बी छटाना मुश्किल होता है। मीसोमोर्फ मध्यम श्रेणी के मानव शरीर हैं। अधिकांश व्यक्ति इसी श्रेणी के मानव होते हैं। व्यायाम का प्रभाव इस श्रेणीगत शरीर से निर्धारित होता है। यह कहना कि फलाने ने घूमना शुरू कर दिया इसलिए वह छरहरा दिखने लगा, फिर मैं क्यों नहीं, हास्याप्रस्पद ही है।

वैज्ञानिक युग में जागरूकता–सतर्कता अत्यंत आवश्यक है।

व्यायाम जब चाहें तब करें?

– बस का इंतजार करते हुए कोई चबूतरे जैसी जगह आस–पास हो तो उसका लाभ उठाएं। उसके किनारों पर पंजों के बल इस तरह खड़े हों कि एड़ियां लटकी रहें।
- पंजों के बल उठें, पांच सेकंड तक उठे रहें, फिर पहले जैसी स्थिति में आ जाएं, इससे पैर मजबूत और निरोग होते हैं।
- जांघों को अन्दर–बाहर दोनों तरफ से कसावटदार बनाए रखने के लिए एक कुर्सी पर बैठें, एक और कुर्सी सामने रखें। टांगें सीधी रखते हुए दोनों टखनों को सामने वाली कुर्सी के पायों के विपरीत दबाएं। चार–पांच सेकंड तक दबाएं रखने के बाद ढीला छोड़ें। जब भी समय मिले, करें।
- अपने हाथ सीधे फैलाएं, एक पांव धीरे–धीरे ऊपर सीधा उठाएं और पंजों को अपनी ओर खींचने का प्रयत्न करें। पांव नीचे करें। फिर हाथ नीचे लाएं। इसके बाद यही क्रिया दूसरे पांव से करें। इससे जांघों का ऊपरी भाग दृढ़ बनता है।

- गर्दन या पीठ में मोच आई हो तो इस प्रकार दूर करें। पीठ के बल लेटें। दोनों हाथ फैलाएं। बायां पांव सीधा उठाएं, अंगूठा ऊपर तना रहे। कूल्हों को तनिक भी उठाए बिना पैर को सीधे घुमाते हुए अपने शरीर की ओर अधिक–से–अधिक ले जाने का प्रयास करें। तीन तक गिनें, फिर सामान्य अवस्था में आएं। इसी प्रकार दूसरी टांग से करें।
- नहाने के बाद तौलिए से जल्दी–जल्दी शरीर रगड़ते हुए सुखाना भी एक बढ़िया व्यायाम है, शरीर खूब तौलिए से रगड़ें। इससे मांसपेशियों की जकड़न दूर होती है।

○ विश्व के प्रसिद्ध व्यायाम विशेषज्ञ क्या कहते हैं?

- किओकी कमाउ स्वास्थ्य प्रेमियों को खूब पानी पीने की सलाह देते हैं। कमाउ कहते हैं कि गर्मी गर्मी में खेलते या व्यायाम करते समय तो लोग खूब पानी पीते हैं, लेकिन वे नहीं जानते कि सर्दी में भी दौड़ने या साइकिल चलाने वालों को उतने ही जल की आवश्यकता होती है। अगर आपको पसीना नहीं आ रहा है तो इसका यह मतलब नहीं है कि आपके शरीर में जल की कमी नहीं हो रही।

श्रम में लगी मांसपेशियों को शीघ्रता से ऊर्जा उपलब्ध कराते हैं। इसलिए कहते हैं 'तन तंदुरुस्त तो मन तंदुरुस्त'।

पेट की रहस्यमय बीमारी है इरिटेबल बाउल सिंड्रोम

इरिटेबल सिंड्रोम प्रमुखतया आंत से संबंधित एक ऐसी बीमारी है, जिसके तहत आंत ही प्रभावित होती है तथा बीमार को ऐंठन की-सी अनुभूति होती है। हालांकि इस बीमारी के कारण आंत में कोई स्थायी अंतर पैदा नहीं होता, लेकिन उसकी कार्यक्षमता बढ़ जाती है और वह अपेक्षाकृत जल्दी-जल्दी 'मूवमेंट' करने लगती है। इसके कारण बीमार व्यक्ति को दिन में कई वार शौच क्रिया हेतु जाना पड़ता है। सामान्यतः इस बीमारी में सुबह-सुबह ही दो-तीन बार एवं दोपहर में भी तीन बार शौच हेतु जाना पड़ता है। इस दौरान कई बार मल के साथ कुछ चिकनाहट युक्त 'म्यूकस' जैसा पदार्थ भी आता है, लेकिन इस बीमारी में कभी भी मल के साथ या उसके बाद खून नहीं आता है। इसके अतिरिक्त इस बीमारी की एक खास पहचान यह भी है कि बीमार व्यक्ति कभी भी रात के समय शौच जाने की आवश्यकता महसूस नहीं करता।

इसे बहुरूपिया बीमारी भी कहा जाता है, क्योंकि स्वयं मरीज तथा उसकी जांच करने वाला चिकित्सक इसकी सही परख नहीं कर पाता। इसका कारण यह है कि इस बीमारी के जो लक्षण हैं, वहीं लक्षण अपेंडिक्स, अल्सर, कैंसर फीबिया, अमीबिओसिस (पेचिश) तथा ऐसी ही कुछ दूसरी बीमारियों के भी होते हैं। कई बार तो यहां तक होता है कि पेट में पीड़ा अधिक होने पर कई शल्य चिकित्सक बीमारी के लक्षणों को ठीक से समझ न पाने तथा मरीज की तकलीफों के चलते उसके अपेंडिक्स या पित्त की थैली जैसे अवयवों की शल्य क्रिया कर देते हैं, लेकिन जब उसका अपेंडिक्स या पित्त की थैली सामान्य पाये जाते हैं, तो उन्हें बड़ा पछतावा होता है।

ऐसा अधिकांशतया तब होता है, जब मरीज पेट में तीव्र पीड़ा होने की शिकायत करता है और चिकित्सक यह सोचकर कि कहीं यह अपेंडिक्स

का रोगी न हो और उसका अपेंडिक्स बर्स्ट न हो जाए, उसे ऑपरेशन की सलाह दे देते हैं। इस बीमारी का सही निदान न हो पाने के कारण व्यक्ति एक चिकित्सक से दूसरे चिकित्सक के पास भटकता रहता है। और उसकी बीमारी बदस्तूर बनी रहती है।

बीमार का कारण

यह बीमारी क्यों होती है, इसके बारे में राष्ट्रीय एवं अंतर्राष्ट्रीय स्तर पर व्यापक अनुसंधान होने के बावजूद कोई ठोस एवं प्रामाणिक तथ्य नहीं मिल सके हैं। फिर भी कुछ ऐसे तथ्य सामने आए हैं, जो इस बीमारी के लिए उत्तरदायी ठहराए जा सकते हैं। ये निम्न हैं—

मानसिक तनाव : व्यक्ति का अधिक तनावग्रस्त रहना इसका एक कारण हो सकता है।

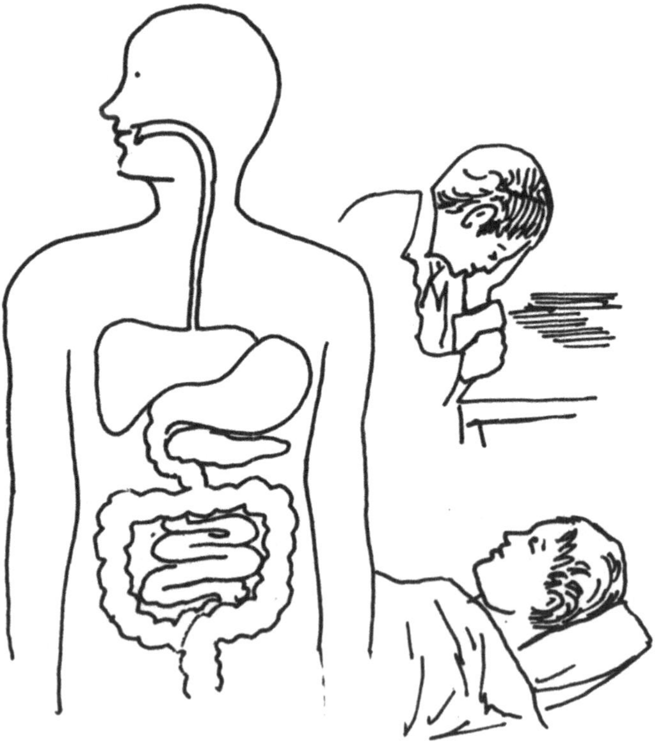

अनियमित भोजन : खान–पान की ओर पूरा ध्यान न देना, समय–असमय भोजन करना, कभी अधिक खा लेना और कभी भूखा ही रह जाना आदि कुछ कारण ऐसे हैं जो इस बीमारी के लिए उत्तरदायी हो सकते हैं।

अधिक भागदौड़ करना : दिनचर्या से अधिक भागदौड़ के कारण भी यह बीमारी हो सकती है। इसीलिए मेडिकल रिप्रेजेंटेटिव, बीमा अभिकर्ताओं तथा फील्ड वर्क करने वालों को यह बीमारी अधिक होती है।

नींद पूरी न होना : रात में अधिक देर तक जागना या अधिक देर तक जागकर काम करना, पूरी तरह नींद न लेना भी इसका एक प्रमुख कारण है। इसलिए परीक्षा के दिनों में विद्यार्थी इस बीमारी के अधिक शिकार होते हैं

बीमारी के लक्षण

इस बीमारी के कुछ लक्षण ये हैं--

- रोगी जब भी खाना खाएगा, तभी उसे शौच जाने की आवश्यकता महसूस होगी।
- मल के साथ कभी भी खून या मवाद आदि नहीं आता, बल्कि चिकनाहट युक्त म्यूकस कभी–कभी आता है।
- सामान्यतया रोगी को ज्वर या उल्टी की शिकायत नहीं होती है।
- व्यक्ति शौच हेतु तो दिन में कई बार जाता है, लेकिन मल एक बार में अधिक मात्रा में नहीं आता। जब भी शौच के बाद व्यक्ति लौटता है, तो थोड़ी देर में ही उसे पुनः शौच जाने की ज़रूरत महसूस होती है तथा हर समय उसे यही लगता रहता है कि अभी पेट का पूरा मल बाहर नहीं निकला है, अतः थोड़ी देर शौचालय में और वैठना चाहिए।
- रोगी की कभी–कभी तो दो–तीन दिन तक कब्ज़ की शिकायत रहती है और कभी–कभी उसे मरोड़ के साथ दस्त लगते हैं।
- कई बार 'म्यूकस' मल के साथ निकलता है और पेट में मरोड़ तथा ऐंठन के कारण तीव्र पीड़ा होती है।
- इस बीमारी के कारण अधिकांशतया रोगी का वजन घटता नहीं है।
- रोगी की भूख में कमी नहीं आती यानि वह पूरी भूख महसूस करता है।

बीमारी का निदान

इस बीमारी का निदान करते समय चिकित्सक को बहुत ही सावधानी रखनी चाहिए, क्योंकि इस बीमारी के लक्षण कई दूसरी बीमारियों से मिलते-जुलते हैं। इसलिए उसकी ज़रा-सी असवाधानी रोगी के लिए हानिकारक हो सकती है। बीमारी का निदान करते समय चिकित्सक को पता होना चाहिए कि इरिटेबल बाउल सिंड्रोम एक बेहद 'कॉमन' किस्म की बीमारी है तथा यह काफी ऊटपटांग लक्षणों के रूप में प्रकट हो सकती है।

इसलिए चिकित्सक को चाहिए कि पहले वह पूरी तरह संतुष्ट हो ले कि मरीज कहीं अपेंडिक्स, अल्सर, अमीबिओसिस, कैंसर फोबिया या टी.बी. जैसी किसी गंभीर बीमारी का शिकार तो नहीं है। जब इस बारे में वह आश्वस्त हो जाए, तभी उसे इस बहुरूपिया बीमारी के बारे में सोचना चाहिए। इस रोग का सही निदान करने के लिए रोगी का मल टेस्ट कराना चाहिए। इसके साथ ही रोगी का एंडोस्कोपिक परीक्षण करना चाहिए, जिससे पता चलता है कि रोगी इस रोग का शिकार है या नहीं। शिकार होने पर उसकी आंत में एंडोस्कोप से देखने पर म्यूकस के काफी लंबे-लंबे धागे से दिखाई देते हैं। इसके अलावा रोगी का बैरियम एनीमा एक्स-रे भी कराया जा सकता है।

इसके अलावा बैलून मेनोमीटरी (गुब्बारा दबाव मापक) की सहायता से मलाशय में गुब्बारा डालकर देखते हैं। रोग ग्रस्त होने पर यह दबाव एक मिनट में छह बार के स्थान पर तीन-चार ही पाया जाता है। एंडोस्कोपी टेस्ट के दौरान रोगी की बायोप्सी भी ले ली जाती है, जिसकी जांच रिपोर्ट आमतौर पर सामान्य ही निकलती है।

इस रोग से रोगी की मुक्ति दिलाने का कोई स्थायी उपचार अभी तक नहीं मिल सका है। लेकिन इतना स्पष्ट है कि यह बीमारी कभी भी जानलेवा नहीं हो सकती। यानि उसके कारण न तो रोगी की मृत्यु ही होती है और न ही उसकी आयु कम होती है। उसका वजन भी कम नहीं होता तथा उसकी भूख भी सामान्य रहती है। इसलिए रोगी को यह सोचकर बहुत ज़्यादा परेशान नहीं होना चाहिए कि इस बीमारी का स्थायी उपचार संभव नहीं है, क्योंकि यह धीरे-धीरे एक सामान्य बीमारी बनती जा रही है और भारत में 40 से 50 प्रतिशत तथा विदेशों में 50 से 60 प्रतिशत व्यक्ति इस रोग के शिकार हैं।

यदि रोगी चिकित्सक के साथ पूर्ण सहयोग करे एवं उसके परामर्शों पर ठीक से ध्यान दें, तो इस रोग के लक्षणों को काफी हद तक कम अवश्य किया जा सकता है। रोगी की पेट में ऐंठन पैदा करने वाले पदार्थ तथा चाय, कॉफी, मिर्च-मसाले तथा चोकर रहित पदार्थ, यथा--मैदा आदि से बने पकवानों का सेवन नहीं करना चाहिए। इस रोग में रोगी को अपने विवेक से यानि बिना चिकित्सक की सलाह लिए अनावश्यक दवाएं नहीं लेनी चाहिए, क्योंकि इनके साइड इफेक्ट्स (प्रतिकूल प्रभाव) से वह प्रभावित हो सकता है। इस स्थिति में जब रोगी दस्त या कब्ज़ की शिकायत महसूस करता हो, उसे ईसबगोल की भूसी का सेवन करना चाहिए। दस्त के समय दही के साथ एवं कब्ज़ के समय दूध के साथ सुबह-शाम दो बार यह भूसी वह ले सकता है।

आजकल केमिस्ट की दुकान पर इस भूसी का मेडीकेटिड रूप भी मिलता है। पेट में दर्द अधिक होने पर रोगी को 'लोपेरामाइड' की इन्ड्राल-40 या 'प्रोप्रानोलाल' की गोलियां भी दी जा सकती हैं। इसके अलावा अनावश्यक दवाएं रोगी को नहीं दी जानी चाहिए।

रोगी को चाहिए की वह दूध का भी अधिक मात्रा में सेवन न करे, तनावग्रस्त न रहे तथा अनावश्यक दवाओं के सेवन से बचे। आम आदमी को प्रभावित करने वाली इस रहस्यमय बीमारी के बारे में देश एवं विदेश में व्यापक तौर पर अनुसंधान चल रहे हैं।

आंत्र यक्ष्मा

आंत यक्ष्मा जिसे अंग्रेजी में इंटेस्टाइन ट्यूबरकुलोसिस और बोलचाल की भाषा में आंत की टी.बी. के नाम से जाना जाता है, एक जानलेवा बीमारी है, लेकिन यह जानलेवा तभी हो सकती है, जब कई वर्षों तक इसका सही निदान तथा उपचार न हो सके।

प्राथमिक स्थिति में इसकी पूरी चिकित्सा संभव है और चिकित्सा के बाद रोगी पूर्ण स्वस्थ हो जाता है।

यह बीमारी माइक्रो बैक्टीरिया नाम के जीवाणुओं द्वारा जनित है, इसीलिए इसे माइक्रोबैक्टीरिया ट्यूबर कुलोसिस भी कहा जाता हैं। इसके शिकार रोगी भारत, पाकिस्तान, विकासशील देशों में ही अधिक हैं। विकसित देशों तथा अमेरिका, इंग्लैंड और फ्रांस आदि में इस बीमारी के शिकार बहुत ही कम लोग होते हैं।

दरअसल, इन विकसित देशों में पर्याप्त रोकथाम के उपायों के कारण किसी भी तरह की टी.बी. लोगों को सामान्यतः अपना ग्रास नहीं बना पाती। आंत में टी.बी. हो जाने पर बड़ी आंत का अपेंडिक्स के छोर वाला अंतिम भाग, जिसे सीकम कहते हैं, लंबाई और व्यास में सिकुड़ जाता है, जिसमें भोजन फंस जाता है और पेट–मंबंधी तमाम व्याधियां स्वतः ही उत्पन्न हो जाती हैं। यह आगे चलकर काफी तकलीफदेह हो जाता है, और मरीज दर्द से छटपटाने लगता है।

यह बीमारी तीन तरह से रोगी को अपना शिकार बनाती है। प्रथम, रोगी की बड़ी आंत को प्रभावित करती है। द्वितीय, आंत के अंदर स्थित लसिका ग्रंथियों (लिम्फ नोड्स) को क्षति पहुंचाती है और तीसरे, पेरीटोनियम (आंत की ऊपरी झिल्ली) को रोगग्रस्त कर देती है। तीनों ही स्थितियों में इसके लक्षण भी परस्पर कुछ भिन्नता लिए होते हैं, जिनकी हम अलग–अलग जानकारी यहां देंगे—

आंत्र–यक्ष्मा

जब बीमारी सीधे बड़ी आंत को ही प्रभावित करती है, तो इसके निम्न लक्षण दृष्टिगोचर होते हैं—

* आंत की लंबाई व व्यास सिकुड़कर कम हो जाने की वजह से भोजन वहां फंसकर रह जाता है, जिससे अकसर पेट फूलता है, और रोगी को पेट में दर्द की शिकायत बनी रहती है।
* भोजन करने के बाद रोगी को अकसर उल्टी हो सकती है और कभी–कभी उल्टी के साथ खून भी आ सकता है।
* पेट में अकसर मरोड़ बनी रहती है।
* भोजन करने के बाद रोगी के पेट में दाईं या बाईं ओर से एक गोला–सा उठता है, जो पूरे पेट में घूमता रहता है। इस गोले को रोगी पेट दबाने पर एक गांठ की तरह स्वयं महसूस करता है।
* बड़ी आंत के क्षतिग्रस्त होने के साथ ही छोटी आंत भी अंदर की ओर जगह–जगह से जख्मी हो सकती है, जिससे भोजन ठीक से पच नहीं पाता, पतले दस्तों के रूप में बाहर आता है, इन दस्तों के साथ ही कभी–कभी खून या आंव भी आ सकता है।
* रोगी को एकाध हफ्ते कब्ज़ रहने और एकाध हफ्ते पतले दस्त लगने का क्रम लगातार बना रहता है।

लसिका ग्रंथियों के रोगग्रस्त होने पर

जब रोगी की लसिका ग्रंथियां (लिम्फ नोड्स) प्रभावित होती है तो निम्न लक्षणों को रोगी महसूस करता है—

* लसिका ग्रंथियां जिनका प्रमुख काम रोग से रोगी की रक्षा करना है, क्षतिग्रस्त हो जाती हैं, जिससे आंत सहित पूरे पेट में दर्द रह सकता है।
* रोगी कभी–कभी पेट में गांठें होने की शिकायतें करता है।
* भोजन में रुकावट के लक्षण यहां भी प्रकट हो सकते हैं।

पेरीटोनियम टी.बी.

इस तरह की टी.बी. आंत की ऊपरी झिल्ली की प्रमुखतया प्रभावित करती है। इसके लक्षणों में निम्न प्रमुख हैं—

* पूरे पेट में लगातार दर्द होता रहता है।
* रोगी के पेट पर हाथ फेरने वाले को आटा गूंथने जैसा अहसास होता है।
* कमजोरी रहना तथा भूख का महसूस न होना।
* रात के समय पसीना अधिक आना इत्यादि–इत्यादि।

आंत की टी.बी. क्यों होती है?

जिस तरह भारत में सबसे अधिक पाई जाने वाली फेफड़ों की टी.बी. दूषित परिवेश, गंदे रहन–सहन, खान–पान तथा अधिक व्यायाम आदि के कारण आंत्र यक्ष्मा के शिकार होते हैं। अज्ञानता या आलस्यवश जानवरों के दूध को बिना उबाले ही इस्तेमाल करने से इन पशुओं की यह बीमारी बैक्टीरिया के माध्यम से दूध का सेवन करने वाले व्यक्तियों में पहुंच जाती है।

बड़े पैमाने पर हुए अनुसंधानों में यह बात भी सामने आई है कि जिन रोगियों में आंत्र यक्ष्मा पाई गयी, उनमें से 50 प्रतिशत इससे पहले कभी–न–कभी फेफड़ों की टी.बी. का शिकार हो गए थे। अकसर तो ऐसा होता है कि कई वर्षों तक (सामान्यतः 4 से 10 वर्षों तक भी) रोगी की आंतों में अपना घर तलाश चुके ये बैक्टीरिया हरकत में आते हैं और रोगी की आंतों को रोगग्रस्त कर देते हैं।

चिकित्सकीय निदान

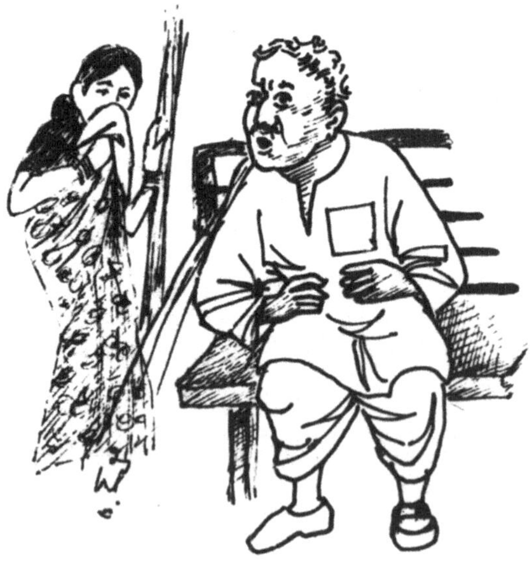

कुछ तो रोगी के द्वारा बताए गये लक्षण ही इसमें सहायक होते हैं। सामान्यतः जब दो–तीन माह से लगातार किसी व्यक्ति को पेट में दर्द रहने या पेट फूलने जैसी तकलीफें प्रमुखतया होती हैं, तो आंत्र–यक्ष्मा का संदेह बनता है। ऐसी स्थिति में उस रोगी के रक्त की एक विशेष जांच ई.एस.आर. कराते हैं। रोग होने की दशा में रक्त की जांच रिपोर्ट में श्वेत रक्त कणों की संख्या अधिक पाई जाती है। इसके बाद टी.बी. की बीमारी जांचने के लिए किया जाने वाला रोगी का एक खास टेस्ट मोंटो टेस्ट भी करा सकते हैं। संदेह होने पर रोगी के पेट का सादा एक्स–रे तथा छाती का भी एक्स–रे यह जांचने के लिए करा लेते हैं कि कहीं रोगी फेफड़ों की टी.बी. का भी तो रोगी नहीं है।

आंतों में टी.बी होने की दशा में रोगी की लसिका ग्रंथियों में कैल्शियम का जमाव दृष्टिगोचर होता है। कभी–कभी आंत में रुकावट आ जाने के कारण गैस व पानी के लेबल दो या दो से अधिक स्थानों पर दिखाई देते हैं। रोगी के बेरियम एनीमा व बेरियम मील थ्रू एक्स–रे कराते हैं, जिनमें बड़ी आंत का सीकम वाला भाग सिकुड़ा व ऊपर की ओर उठा हुआ दिखाई देता है। इसके अलावा डायबिटीज में कराए जाने वाले रोगी के सामान्य टेस्ट ब्लड शुगर तथा यूरिन शुगर का भी कराते हैं। ऐसा इसलिए करना पड़ता है, ताकि रोगी को डायबिटीज़ होने की संभावनाओं के बारे में पता लगाया जां सके।

अकसर डायबिटीज़ वाले रोगी की रोग प्रतिरोधक क्षमता कम हो जाती है, और वह किसी भी तरह की टी.बी. का भी शिकार हो सकता है।

यूं तो उपर्युक्त इनमें से कुछ जांचों से ही यह बात स्पष्ट हो जाती है कि रोगी को आंत्र यक्ष्मा है या नहीं, लेकिन फिर भी यदि कोई संदेह, शंका शेष रह जाए, तो कोलोनोस्कोप विधि से रोगी की आंत की बॉयोप्सी लेकर उसकी जांच कराते हैं, जिससे सारी स्थिति साफ हो जाती है।

आंत्र यक्ष्मा के रोगी का उपचार करने के दो तरीके हैं—1. दवाओं के माध्यम से, 2. शल्य क्रिया के माध्यम से।

आज से कुछ वर्षों पूर्व तक टी.बी. की अधिक कारगर और असर कारक दवाएं उपलब्ध नहीं थीं। ऐसे में रोगी की रोगग्रस्त आंत को शल्य क्रिया द्वारा काटकर निकाल देना ही एकमात्र स्थाई उपचार था। लेकिन अब ऐसा नहीं है।

अब ये दवाएं इतनी कारगर हैं कि बिना ऑपरेशन के ही इनसे आंत्र यक्ष्मा का पूरा और बेहतर उपचार संभव है। अब केवल उन रोगियों

को ही शल्यक्रिया की आवश्यकता पड़ती है, जिनकी बीमारी अधिक पुरानी (सामान्यतः 4 से 10 साल) होने से आंत अधिक क्षतिग्रस्त हो गई हो और जिसका दवाओं के द्वारा उपचार संभव न हो।

आंत्र यक्ष्मा के उपचार में भी सामान्यतः वे ही दवाएं दी जाती हैं, जो दूसरी तरह के टी.बी. के रोगियों को दी जाती हैं। इनमें रिफेम्पसिन आइसोनिएजिड, पाइराजिनामाइड, स्ट्रेप्टोमाइसिन और ईथेमब्यूटॉल आदि दवाओं में से सामान्यतः कोई तीन दवाओं का भी एक खास 'कांबिनेशन' होता है, अतः अपनी मर्जी से किसी भी रोगी को ये दवाएं इस्तेमाल नहीं करनी चाहिए।

सामान्यतः दवाओं के इस कोर्स से तीन-चार माह में ही रोगी को पर्याप्त फायदा महसूस होने लगता है, लेकिन इन्हें लगातार एक वर्ष तक लेते रहना चाहिए, क्योंकि बीच में बंद कर देने से रोग के बैक्टीरिया पूरी तरह मर नहीं पाते और कहीं किसी दीवार की ओट में छुपकर बैठ जाते हैं तथा भविष्य में जब भी रोगी की रोग प्रतिरोधक क्षमता कम होती है, तो ये पुनः अपना अटैक कर देते हैं, उस स्थिति में उपर्युक्त दवाएं भी ठीक से कारगर नहीं हो पातीं।

यदि तीन-चार माह से दवाएं लेते रहने के बावजूद रोग के लक्षण पेट में दर्द, उल्टी होना तथा पेट फूलना आदि पूर्ववत बने रहते हैं, तो फिर उसे ऑपरेशन करा लेने की सलाह दी जाती है।

मलद्वार के रोग परेशान करते हैं

मलद्वार एवं गुदा से संबंधित बीमारियां कोई साधारण बीमारियां नहीं हैं। हर तीसरा या चौथा व्यक्ति चाहे वह स्त्री हो या पुरुष, किसी–न–किसी रूप में इन बीमारियों से पीड़ित पाया जाता है। इस हिस्से में होने वाली तकलीफें इतनी अधिक परेशान करती हैं कि व्यक्ति का उठना–बैठना, चलना–फिरना बोलना सब कुछ बुरी तरह से प्रभावित हो जाता है। उदाहरण के लिए गुदा के आस–पास जाये जाने वाले होते हैं। थोड़ीसी लापरवाही बरतने या सफाई न रख़ने के कारण फोड़ा या फुंसी हो जाना मामूली बात है। किन्तु यही फुंसी उस व्यक्ति को न तो आराम से बैठने देती है न ही लेटने देती है और न ही वह अपना कोई काम आराम से कर पाता है। कुछ आम बीमारियां है इस हिस्से की जिनमें बवासीर, भगन्दर, कांच निकलना, घाव हो जाना आदि प्रमुख हैं।

बवासीर

मलद्वार के अन्दर अथवा बाहर हीमोरायडल नसों के अनावश्यक फैलाव की वजह से ही बवासीर होता है।

कारण

कब्ज़ बने रहने, पाखाने के लिए अत्यधिक जोर लगाने एवं अधिक देर तक पाखाने के लिए बैठे रहने के कारण नसों पर दबाव पड़ता है एवं खिंचाव उत्पन्न होता है जो अन्ततः रोग की उत्पत्ति का कारण बनता है।

लक्षण

गुदा में खुजली महसूस होना, कई बार मस्से जैसा मांसल भाग गुदा के बाहर आ जाता है, कभी–कभी बवासीर में दर्द नहीं होता किन्तु बहुधा

कष्टप्रद होते हैं। मलत्याग के बाद कुछ बूंद साफ एवं ताजे रक्त की टपक जाती है। कई रोगियों में, मांसल भाग के बाहर निकल आने से गुदाद्वार लगभग बंद हो जाता है। ऐसे रोगियों में मलत्याग अत्यंत कष्टप्रद होता है।

भगन्दर

गुदा की पिछली भित्ति पर उथला घाव बन जाता है। दस प्रतिशत रोगियों में अगली भित्ति पर बन सकता है। अर्थात् गुदाद्वार से लेकर थोड़ा ऊपर तक एक लम्बा, घाव बन जाता है। यदि यही घाव और गहरा हो जाए एवं आर–पार खुल जाए तो इसे 'फिस्चुला' कहते हैं। इस स्थिति में घाव करने में मवाद भी रिसने लगता है।

लक्षण

अकसर स्त्रियों में यह बीमारी अधिक पाई जाती है। वह भी युवा स्त्रियों में अधिक–से–अधिक आयु के लोगों में यह बीमारी कम पाई जाती है क्योंकि मांसपेशियां शिथिल हो जाने पर यह बीमारी नहीं होती। कई बार बच्चों में भी यह बीमारी देखने में आती है। इस बीमारी का मुख्य लक्षण है 'दर्द'। मल त्याग करते समय यह पीड़ा अधिकतम होती है। दर्द की तीक्ष्णता की वजह से मरीज पाखाना जाने से घबराता है यदि पाखाना सख्त होता है या कब्ज़ रहती है तो दर्द अधिक होता है। कई बार पाखाने के साथ खून आता है और यह खून बवासीर के खून से भिन्न होता है। इसमें खून की एक लकीर बन जाती है, पाखाने के ऊपर तथा मल–त्याग में तीव्र पीड़ा का अनुभ होता है।

जांच

निरीक्षण द्वारा केवल मलद्वार व आस–पास के हिस्से को खूब सारे प्रकाश में दखने अथवा निरीक्षण करने पर ही काफी सारी बीमारियां दिखाई दे सकती हैं, जैसे बवासीर के मस्से, भगंदर, खुजली, कांच (प्रोलेप्स) आदि। परन्तु सभी बीमारियां केवल निरीक्षण करने पर ही पकड़ में नहीं आ जातीं। हमें गुदा एवं मलद्वार की अंदर से जांच करनी पड़ सकती है। यह जांच या तो अंगुली द्वार की जाती है अथवा 'गुदा की दूरबीन' (प्राक्टोस्कोप) द्वारा जांच करते हैं।

भगंदर की स्थिति अत्यंत तीक्ष्ण दर्द वाली होती है। इस स्थिति में प्रायः 'प्राक्टोस्कोप' से जांच नहीं करते। यदि किसी कारणवश प्रोक्टोस्कोप का इस्तेमाल करना ही पड़े तो पहले मलद्वार को जाइलोकेन जेली लगाकर सुन्न कर देते हैं।

जांच के दौरान मरीज को जांच वाली टेबिल पर करवट के बल लिटा देते हैं। नीचे की टांग सीधी व ऊपर की टांग को पेट से लगाकर लेटना होता है। मरीज को लम्बी सांस लेने को कहा जाता है। अंगुली से जांच करते समय दस्ताने पहनना आवश्यक है। 'प्राक्टोस्कोप' से जांच के दौरान पहले यंत्र पर कोई चिकना पदार्थ लगा लेते हैं।

बचाव

कब्ज़ नहीं रहनी चाहिए, पाखाना करते समय अधिक जोर नहीं लगाना चाहिए, मलत्याग में अधिक समय नहीं लगना चाहिए। गुदा को अत्यधिक कठोरता से नहीं खुजाना चाहिए।

उपचार

आधुनिक चिकित्सा पद्धति में बवासीर का इलाज ऑपरेशन एवं भगन्दर का इलाज यंत्रों द्वारा गुदा द्वार को चौड़ा करना है। होम्योपैथी औषधियों का इन बीमारियों का चमत्कारिक प्रभाव होता है।

एलो, एसिडनाइट्रिकम, एस्कूलस, कोलोसिंथ, हेमेमिलस, नक्सवोमिका, सल्फर, थूजा, ग्रेफाइटिस, पेट्रोलियम, फ्लोरिक एसिड, साइलोशिया, आदि औषधियां प्रमुख हैं। कुछ प्रमुख दवाओं के मुख्य लक्षण इस प्रकार हैं।

एलो : मलाशय में लगातार नीचे की ओर दबाव, खून जाना, दर्द, ठंडे पानी से धोने पर आराम मिलना, स्फिक्टर एनाई नामक मांसपेशा का शिथिल हो जाना, हवा खारिज करते समय पाखाने के निकलने का अहसास होना, मलत्याग के बाद मलाशय में दर्द, गुदा में जल, कब्ज़ रहना, पाखाने के बाद म्यूकस स्राव, अंगूर के गुच्छे की शक्ल के बाहर का निकले हुए बवासीर के मस्से शक्ति की कुछ खुराक लेना ही फायदेमंद रहता है। 30 शक्ति में लें।

एस्कुलस : गुदा में दर्द, ऐसा प्रतीत होना जैसे मलाशय में छोटी-छोटी डंडिया भरी हों, गुदा में दर्द, मलत्याग के बाद अधिक दर्द, कांच निकलना, बवासीर, कमर में दर्द रहना, खून आना, कब्ज़ रहना, मलाशय की श्लेषमा झिल्ली की सूजन आदि लक्षणों पर जबकि खड़े होने से चलने से परेशानी बढ़ती हो, 30 शक्ति में दवा लेनी चाहिए।

हेमेमिलिस : नसों का खिंचाव, खून आना, गुदा में ऐसा महसूस होना जैसे चोट लगी हो, गंदा रक्त टपकना, गुदा में दर्द, गरमी में परेशाली बढ़ना, रक्तस्राव के बाद अत्यधिक कमजोरी महससू करना आदि लक्षणों के आधार पर 30 शक्ति की दवा कारगर है।

एसिड नाइट्रिक : कब्ज़ रहना, अत्यधिक जोर लगाने पर थोड़ा–सा पाखाना होना, मलाशय में ऐसा महसूस होना जैसे फट गया हो, मलत्याग के दौरान तीक्ष्ण दर्द, मलत्याग के बाद अत्यधिक बेचैन करने वाला दर्द, जलन, काफी देर तक बनी रहती है। चिड़चिड़ापन, मलत्याग के बाद कमजोरी, बवासीर में खून आना, ठंडे एवं गरम दोनों ही मौसम में परेशानी महसूस करना एवं किसी कार आदि से सफर करने पर आराम मालूम देना आदि लक्षणों के आधार पर 30 शक्ति एवं 6 शक्ति की दवा उपयोगी है। उदाहरणार्थ—कब्ज़, खूनी बवासीर, चिड़चिड़ापन, मलत्याग के बाद दर्द आदि लक्षणों के साथ एक नवयौवना आई। साथ ही उसे सफेद पानी की भी शिकायत थी, तले पदार्थ उसे पसंद थे। चाक, खड़िया वगैरह खाने की उसकी आदत थी। पेशाब में जलन भी थी। जांच करवाने पर आक्सेलिक अम्ल एवं फास्फेट क्रिस्टल पाए गए। उसकी सभी परेशानियां रात में बढ़ जाती थीं। आराम किसी प्रकार नहीं मिलता था। 'एसिड नाइट्रिक' 200 शक्ति की एक खुराक दी गई। एक सप्ताह में ही रोगी पूर्ण स्वस्थ हो गई।

साइलेशिया : मलाशय चेतना शून्य महसूस होना, भगंदर, बवासीर, दर्द, ऐंठन, अत्यधिक जोर लगाने पर थोड़ा–सा पाखाना बाहर निकलता है किन्तु पुनः अन्दर मलाशय में चढ़ जाता है, स्त्रियों में हमेशा माहवारी के पहले कब्ज़ हो जाती है। फिस्चुला बन जाता है, मवाद आने लगता है, पानी से दर्द बढ़ जाता है, गरमी से आराम मिलने पर साइलेशिया 6 से 30 शक्ति में लेनी चाहिए।

दवाओं के साथ–साथ खान–पान पर भी उचित ध्यान देना आवश्यक है। गरम वस्तुएँ, तली वस्तुएँ, खट्टी वस्तुएँ नहीं खानी चाहिए। पानी अधिक पीना चाहिए। रेशेदार वस्तुएँ, जैसे दलिया, फल जैसे—पपीता आदि का प्रयोग अधिक करना चाहिए।

होम्योपैथ औषधियों के सेवन के साथ 'परहेज' के संबंध में : ऐसी धारणा बनी हुई है कि होम्योपैथी औषधियों के सेवन के साथ परहेज़ अधिक रखने पड़ते हैं। यह उचित नहीं है।

कुछ दवाओं के साथ कुछ विशेष चीजों का ही परहेज़ रखना चाहिए। जैसे जब जुकाम आदि व्याधियों में एलियम सीपा नाम दवा दी जाती है तो प्याज का परहेज़ करवा देते हैं। क्योंकि उक्त दवा प्याज से ही बनती है। अब यदि प्याज दवा के साथ मरीज खाता रहेगा तो उक्त कच्ची प्याज दवा की शक्ति को 'न्यूट्रल' कर देगी एवं दवा का प्रभाव नहीं होगा।

साथ ही कोई भी दवा खाने से पहले कुल्ला करना चाहिए एवं दवा खाने के पन्द्रह मिनट बाद कोई वस्तु नहीं खानी चाहिए। होम्योपैथी दवाएं 'पेटेंटाइज्ड' अर्थात् शक्तिकृत करके तैयार की जाती हैं। अतः इनमें दवा का अंश सूक्षतम होता है। (सिर्फ इतना जो कि हमारे 'वाइटल फोर्स' को प्रभावित कर सके और रोग मुक्त कर सके) अतः यदि दवा के साथ ही कुछ और भी खा लिया जाएगा तो दवा का पूर्ण असर नहीं हो पाएगा और दवा का अधिकांश भाग उक्त खाद्य पदार्थ के साथ पाचन में नष्ट हो जाएगा। (होम्योपैथी दवाएं, नाड़ी तंतुओं के माध्यम से असर करती है) साथ ही विभिन्न व्याधियों में भिन्न प्रकार का परहेज़ होता है। इस परहेज़ का होम्योपैथी औषधि से इतना संबंध नहीं होता जितना व्याधि से होता है, जैसे बवासीर में गरम वस्तुएँ निषिद्ध करा दी जाती हैं, क्योंकि गरम वस्तुओं से, मलत्याग के बाद रक्त टपकने की संभावना अधिक रहती है, जिस कारण रोग निदान शीघ्र सम्भव नहीं हो पाता। इस प्रकार का परहेज़ आयुर्वेद एवं आधुनिक चिकित्सा पद्धति में भी करवाया जाता है।

इसी प्रकार 'नक्सवोमिका' एवं 'एसिडफास' दवाओं के साथ 'कॉफी' का परहेज़ करवाया जाता है क्योंकि कॉफीं इन दवाओं का असर नष्ट कर देती है। ये बातें मनगढ़त नहीं हैं वरन् मूर्धन्य विद्वानों द्वारा निरन्तर अनुसंधान के बाद ही बताई गयी है। साथ कैम्फर (कपूर) का परहेज़ बताया जाता है, क्योंकि कपूर अधिकतर होम्योपैथी दवाओं की सक्रियता को समाप्त कर देता है। यह भी उल्लेखनीय है कि अन्य खुशबूदार पदार्थ भी प्रायः नाड़ी–तंतुओं पर (जिह्वा में उपस्थित) प्रभाव डालते हैं। साथ ही होम्योपैथी दवाएं भी नाड़ी तंतुओं के माध्यम से असर करती हैं। ऐसी स्थिति में दवा का असर कम होने अथवा समाप्त होने की सम्भावना बनी रहती है। अतः जहां तक सम्भव हो सके खुशबूदार चीजों का परहेज़ रखना चाहिए। कम–से–कम दवा खाने से पंद्रह मिनट पहले एवं दवा खाने के पंद्रह मिनट बाद तक।

भोजन की कैलोरी-तालिका

(2500 कैलोरी प्रदान करने वाला शाकाहारी भोजन)

पदार्थ	मात्रा (ग्राम)	कार्बो० (ग्राम)	प्रोटीन (ग्राम)	स्नेह (ग्राम)	कैलारी (ग्राम)
नाश्ता :					
दूध	150	6.6	4.8	6.1	100
डबल रोटी	100	52.0	7.6	0.8	244
मक्खन	10			9.0	81
फल	1	14.8	1.3	0.5	64
		73.4	13.7	16.4	489
मध्याह्न भोजन :					
आटा	150	104.0	18.1	2.5	511
सब्जी	250	12.0	5.0	0.5	73
दाल	25	15.0	6.1	0.3	88
दही	100	4.4	3.2	4.1	67
घी	10			10.0	90
फल	1	14.8	1.3	0.5	64
		149.2	36.7	17.9	893
शाम की चाय :					
चाय-दूध	100	4.4	3.2	4.1	67
बिस्कुट नमकीन	35	20.0	2.5	1.0	100
		24.4	5.7	5.1	167

रात्रि भोजन :					
आटा	125	85.7	15.1	2.1	426
सब्जी	250	12.0	5.0	9.5	73
दाल	25	15.0	6.1	0.3	88
पनीर	70	1.8	13.4	14.4	180
स्नेह	10			10.0	90
		144.5	39.6	27.3	857
सोते समय :					
दूध	150	6.6	4.8	6.1	100

(2000 कैलोरी प्रदान करने वाला शाकाहारी भोजन)

पदार्थ	मात्रा (ग्राम)	कार्बो० (ग्राम)	प्रोटीन (ग्राम)	स्नेह (ग्राम)	कैलारी (ग्राम)
नाश्ता :					
दूध	150	6.6	4.8	6.1	100
डबल रोटी	50	39.0	5.7	0.6	183
मक्खन	8			7.0	63
फल	1	14.8	1.3	0.5	64
		60.4	11.8	14.2	410
मध्याह्न भोजन :					
आटा	125	85.7	15.1	2.1	426
सब्जी	200	9.6	4.0	0.4	58
दाल	25	15.0	6.1	0.3	88
दही	100	4.4	3.2	4.1	67
स्नेह	11			11.0	99
		114.7	18.4	17.9	738
शाम की चाय :					
चाय–दूध	50	2.2	1.6	2.0	33
बिस्कुट नमकीन	35	20.0	2.5	1.0	100
		28.2	3.6	2.8	133
रात्रि भोजन :					
आटा	100	69.4	12.1	1.7	341
सब्जी	200	9.6	4.0	0.4	58
दाल	25	15.0	6.1	0.3	88
पनीर	35	0.9	6.7	7.2	60
स्नेह	11			11.0	99
		94.9	28.9	20.6	646
सोते समय :					
दूध	100	4.4	3.2	4.1	67

फलों का परिकलन

(निम्नलिखित फलों में कार्बोहाइड्रेट 10 ग्राम और बहुत अल्प मात्रा में प्रोटीन तथा स्नेह होते हैं)

फल के नाम	संख्या	कैलोरी
खुबानी	2	100
सेब	1	72
केला	1	29
चैरी	12	72
सीताफल (शरीफा)	1	29
खजूर	2	14
अंजीर	3	58
अंगूर	50	87
चकोतरा	1	125
अमरूद	1	58
कटहल (पका हुआ)	10	45
जामुन	10	45
लुकाट	5	87
आम (पका हुआ)	1	87
खरबूजा	½ कप	160
तरबूज	1 कप	233
पपीता	1	100
आड़ू	1	100
नासपाती	1	87
अनन्नास	½ कप	72
आलूबुखारा	3	100
अनार	½ कप	58
मुनक्का	1	12
बेर	1 कप	100
मौसमी	1	87

उपर्युक्त प्रत्येक सौ ग्राम में 7.11 ग्राम कार्बोहाइड्रेट होता है।

वर्ग–3

प्याज	चुकन्दर
चने का साग	गाजर
अरबी	करी पत्ता
सहजने के पत्ते	कटहल के बीज
खोराट	आरटी चौक
आंवला	जिमीकन्द
हरे मटर	कच्चा केला
आलू	
सिंघाड़ा	शकरकन्द

उपर्युक्त प्रत्येक सौ ग्राम में 11.15 ग्राम कार्बोहाइड्रेट होता है।

सूखे मेवे :

मेवे सौ ग्राम	**कार्बो० (ग्राम)**	**प्रोटीन (ग्राम)**	**स्नेह (ग्राम)**	**कैलारी**
बादाम	10.5	20.8	58.9	.655
काजू	22.3	21.2	46.9	596
गोला या गिरी	18.4	6.8	62.3	662
मूंगफली (भुनी हुई)	19.3	31.8	39.8	561
पिस्ता	16.2	19.8	53.5	626
अखरोट	11.0	15.6	64.6	687

पेट की भी कुछ करें परवाह

आज हममें से अधिकांश लोग जीभ और पेट को संतुष्ट करने के लिए ही भोजन करते हैं। क्या खाना चाहिए, क्या नहीं खाना चाहिए, कब खाना चाहिए और कितना खाना चाहिए, इसका विचार नहीं करते। भोजन का महत्त्व स्वाद की दृष्टि से नहीं, उन तत्त्वों की दृष्टि से आंका जाना चाहिए, जो शरीर के स्वास्थ्य के लिए उपयोगी हों।

जीवन में इतनी भागमभाग बनी हुई है कि जीवन के मौलिक कार्य भी व्यक्ति संतोषपूर्वक नहीं कर रहा है। सुबह ऑफिस जाने की इतनी जल्दी रहती है कि नाश्ता या खाना पांच मिनट में ही खा लिया जाता है। अब तो फास्टफूड का जमाना है। आदमी के पास इतना समय कहां है कि दस मिनट बैठकर तसल्ली से खाना खाए। अब तो फास्टफूड खरीदा रास्ते में चलते–चलते या सिटी बस स्टॉप पर बस के इंतजार का खाली समय उपयोग में ले लिया। बस में यदि सीट मिल गई तो ठीक वरना खड़े–खड़े ही पेट भर लिया। ये सब बातें हमारे पेट को खराब करने के लिए पर्याप्त हैं।

भोजन अच्छी तरह चबाएं : 'खाना' जिसके लिए हम अपनी पूरी कीमती जिंदगी खपा देते हैं, उसको खाने के लिए हमारे पास समय ही नहीं है। ऐसा करना स्वास्थ्य के लिए ठीक नहीं है। भोजन करते समय प्रत्येक ग्रास को धीरे–धीरे इतना चबाना चाहिए कि मुंह के अंदर की लार उसमें भली प्रकार मिल जाए। भोजन निश्चित समय पर करना चाहिए। स्वादवश, आदत या आतिथ्य सत्कार के वशीभूत बार–बार खाना हमारी

आदत–सी बन गई है। हम अपने शरीर को जैसे ढालेंगे, वैसे ही ढल जाएगा। यदि हम दोपहर एक बजे भोजन करते हैं, तो रोज ठीक एक बजे अपने आप ही भूख लगने लगती है, कारण पाचक रसों का स्राव उसी समय होने लगता है। यदि हम उस समय भोजन नहीं करेंगे, तो पाचक रस व्यर्थ न जाकर अमाशय और आंतों की अंतःकला (मेम्ब्रेन) को पचाना (खाना) आरंभ कर देंगी, परिणाम आगे चलकर हमें गैस्टिक अल्सर और पेप्टिक अल्सर की शिकायत हो जाएगी। पहला भोजन पच जाए, तभी दूसरा भोजन करना चाहिए। वरना आधा पका हुआ भोजन पेट में आंव की शिकायत कर देगा। जैसे कि हांडी में डाले हुए पहले चावल तो पक नहीं पाए, नए चावल और डाल दिए। परिणाम आधी खिचड़ी कच्ची होगी और आधी पक्की।

खाते समय नाक–भौंह न सिकोड़ें : अन्न हमारा जीवन है, प्राण है, उसके प्रति औषधि जैसी श्रद्धा और प्रसाद जैसी भावना रखनी चाहिए। हममें से कितने ही लोग ऐसे हैं, जिनकी पसंद का खाना यदि नहीं बना, तो या तो वे थाली उठाकर फेंक देंगे या क्रोध में भिनभिनाते हुए खाना ही छोड़कर चले जाएंगे। दरअसल, भूख एक रोग है और भोजन उसकी दवा। दवा का गुण देखा जाता है, स्वाद नहीं। यदि स्वादिष्ट भोजन, गुण रहित और हानिकारक है, तो उसे खाने से क्या फायदा। सामने आई हुई थाली में यदि कोई चीज हमें पसंद नहीं है, तो उसे शांत मन से छोड़कर अन्य भोज्य पदार्थों से काम चला लेना चाहिए, नाक–भौंह सिकोड़कर तिरस्कार नहीं करना चाहिए। यह आध्यात्मिक दृष्टि से अन्न का अपमान होता है। यदि किसी अन्य कारण से मन क्लांत है, शोक और चिंता से ग्रसित है, तो उस समय भोजन नहीं करना चाहिए, क्योंकि प्रकृति का नियम है कि क्षोभ के समय भूख नहीं लगती, पाचन–क्रिया मंद हो जाती है। उस समय जो कुछ भी खाया जाएगा, केवल हानि ही करेगा।

भोज्य पदार्थ अधिक न हों : थाली में कटोरियां जितनी कम होंगी, खाने में उतनी ही सुविधा रहेगी। पेट को उतना ही आराम मिलेगा। ये तो सभी जानते हैं कि भोज्य पदार्थों में कुछ तो बहुत जल्दी पक जाते हैं, कुछ बहुत देर से पकते हैं। अमाशय में भी और आंतों में भी उनकी क्रियाएं भिन्न–भिन्न प्रकार की होती हैं। यदि किसी हांडी में साबूदाना, चना, उड़द, बैगन, कटहल आदि को एक साथ पकाएं, तो साबूदाना तो

दस मिनट में पक जाएगा, चना–उड़द बहुत समय लेंगे, बैंगन जल्दी बन जाएंगे, तो कटहल को बहुत देर लगेगी। जब तक चना, उड़द और कटहल पूरी तरह पकेंगे, तब तक साबूदाना और बैंगन सत्त्वहीन हो जाएंगे। ऐसा सम्मिश्रण एवं परिपाक कभी भी अच्छा परिणाम प्रस्तुत नहीं कर सकता। एक समय में समान रूप से पचने वाली एक या दो चीजें ही लेनी चाहिए। उन्हीं को मन लगाकर ग्रहण कर लें, तो शरीर में रस रक्तादि धातुओं का सम्यक् पोषण होता है।

उपर्युक्त छोटी–छोटी बातें ही यदि ध्यान में रख ली जाएं, तो पेट कभी खराब नहीं हो सकता। पेट की खराबी पीढ़ी–दर–पीढ़ी पैतृक संपत्ति के रूप में आगे चलने लगती है। हमें कुछ नियमों का पालन कर ऐसी भयावह स्थिति से बचना चाहिए।

वजन तालिका (भार चार्ट)

(औसतन वजन) (Weight Chart)

लम्बाई से.मी.	स्त्री (कि.ग्रा.)	पुरुष (कि.ग्रा.)
148	49.0	52.5
150	50.5	54.0
152	52.0	55.5
154	53.5	57.0
156	54.5	58.5
158	56.0	60.0
160	57.5	61.5
162	59.0	63.0
164	60.5	64.5
166	62.0	66.0
168	63.5	67.5
170	65.0	69.5
172	66.5	71.0
174	68.0	72.5
176	69.5	74.5
178	71.0	76.0
180	73.0	77.5
182	74.5	79.5
184	76.0	81.0
186	78.0	83.0
188	79.5	85.0

मूली एक चमत्कारी औषधि भी

मूली लगभग सभी मौसम में उपलब्ध रहती है तथा देश के अधिकांश भागों में पायी जाती है। मूली में प्रोटीन के अलावा लोहा, फासफोरस, कैल्शियम, आयोडीन, मैगनीशियम, पोटैशियम, सोडियम आदि धातुयें प्रचुर मात्रा में रहती हैं। इसमें विटामिन ए, बी, सी भी अच्छा पाया जाता है। मूली के पत्तों में सबसे विशेष बात यह है कि इसका रस शरीर की सफाई करता है। यह शरीर के विजातीय द्रव्य मूत्र मार्ग से बाहर कर देता है। इसके नियमित सेवन से कब्ज, गैस आदि सदैव के लिये मिट जाते हैं। शरीर में कैल्शियम आग्जलेट के जमाव को भी मूली का पत्ता कम करता है। इसी कारण से गठिया व गुर्दे की पथरी में अत्यन्त लाभप्रद है।

आयुर्वेद के प्राचीन ग्रंथों में इसे मंदाग्नि, अरुचि, पुराने कब्ज, बवासीर, पथरी, पीलिया तथा स्त्रियों के मासिक-सम्बन्धी रोगों पर अत्यन्त लाभकारी कहा गया है। मूली के सेवन में एक बात का ध्यान रखना आवश्यक है कि इसे लाल दवा या गरम जल से धोकर ही सेवन करें तथा रात में कच्ची मूली का सेवन न करें। प्रातः या दोपहर के भोजन के साथ ही सलाद के रूप में इसे लें। मूली पीलिया (जांडिस) में तो प्रातः बासी मुंह गुड़ के साथ सेवन करना अमृततुल्य है। मूली के कुछ आयुर्वेदिक प्रयोग यहां दिये जा रहे हैं।

- पथरी रोगों में मूली के अंदर छेद करके शलजम के कुछ बीज भर दें। आटे में लपेटकर मूली को आग में भून लें। आटा हटाकर मूली को खा जाएं। करीब एक माह तक प्रातः इसका सेवन करने से पथरी निकल जाती है।

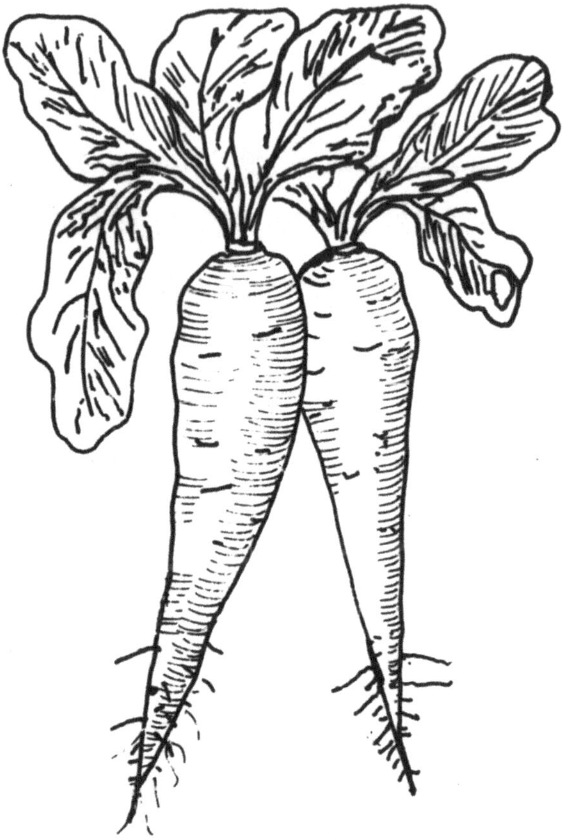

- आधा कर मूली के पत्ते के रस में आधा चम्मच अजमोदी चूर्ण मिला कर प्रातः दोपहर और सायं सूर्यास्त से पूर्व पीने से भी पथरी निकल जाती है।
- चौथाई चम्मच मूली के बीच का चूर्ण प्रातः सायं जल से लेने पर भी पथरी निकल जाती है।
- मासिक कम होने या रुक-रुक कर होने में 3 ग्राम मूली का बीज पीसकर दिन में तीन बार सादे जल से करीब दो माह तक लें।
- पतले दस्त हो रहे हों तो नयी ताजी मूली को पानी में उबाल लें। इस पानी को छानकर आधा कप की मात्रा में दिन में चार बार पिलायें।

- दांत यदि बहुत गंदे और कमजोर हों तो आप प्रातः नाश्ते व दोपहर में मूली के टुकड़ों को नींबू के रस के साथ सेवन करें।
- यदि गला बैठ गया हो तो मूली के बीजों को 2 ग्राम की मात्रा में गरम पानी से दिन में तीन बार लें। मूली के उबले गरम पानी से गरारा करें।
- दाद जैसे चर्म रोगों पर मूली के बीज का नींबू के रस के साथ पीस कर दाद वाले स्थान पर लेप करें।
- सूखी मूली का काढ़ा एक कप आधा–आधा घंटे पर पाने से हिचकी बंद होती है।
- मूली के बीज का चूर्ण एक चम्मच चार चम्मच मलाई से नित्य प्रातः लेने से हर प्रकार की कमजोरी दूर होती है।
- यदि पेशाब में जलन हो या रुक–रुक कर पेशाब हो रही हो तो तब आधा चम्मच मूली के बीज का चूर्ण, दो चम्मच मिश्री का चूर्ण एक गिलास पानी में मिलाकर दो बार पिलायें।
- सीने में, गले में, जलन हो या खट्टी डकार या उबकाई आती हो तो पत्ती के महीन टुकड़ों को 50 ग्राम की मात्रा में मिश्री के साथ प्रातः तथा दोपहर को खायें।
- आधा कप मूली का रस तथा आधा कप गन्ने का रस प्रातः 6 बजे, दोपहर 12 बजे तथा सांय 4 बजे पिलाने से हर प्रकार का श्वास रोग तथा पुरानी–से–पुरानी खांसी ठीक होती है।
- भोजन हजम न होता हो तथा पेट सदैव भरा लगता हो तो मूली के हरे पत्ते सेंधा नमक के साथ प्रातः तथा दोपहर में कुछ दिन लगातार सेवन करें।
- बवासीर जैसे कष्टकारक रोगों में भी मूली अत्यन्त लाभप्रद है। इसकी जड़ का रस एक कप की मात्रा में प्रातः तथा सायं सूर्यास्त के पूर्व सेवन करें।
- एक कप रस में एक चम्मच घी मिलाकर प्रातः सेवन कराने से दोनों प्रकार की बवासीर मिटती है। मूली को लम्बाई में काटकर रात में ओस में रख दें। प्रातः बासी मुंह खाने से बवासीर में जल्द आराम होता है।
- छाया में सूखी मूली के पत्ते का चूर्ण एक चम्मच इतना ही देशी खांड के साथ प्रातः बासी मुंह लेने से भी बवासीर में जल्द ही आराम होता है।

तन्दुरुस्ती का राज : आंवला

आंवला त्रिदोषहर, जराव्याधिनाशक एवं धातुपोषक होने के कारण शरीर को युवा और बलशाली बनाए रखने में अपनी महत्त्वपूर्ण भूमिका अदा करता है। इसलिए इसे आयुर्वेद में 'अमृतफल' की उपमा दी गई है। हिन्दी, मराठी तथा गुजराती में इसे 'आंवला', संस्कृत तथा बंगला में 'आमलकी', मलयालम में 'नोल्लिकी', तमिल में 'नेल्लिकाई' और तेलुगु में 'उशीरिकाई' कहते हैं। इसका पेड़ मध्यम आकार का होता है जो सभी प्रदेशों से पाया जाता है। बसन्त ऋतु में इसमें फूल आकर जाड़ों में इसका फल पक जाता है। यह स्वाद में कसैला, खट्टा, पकने पर मीठा, हलका, रुखा और शीतल गुण वाला होता है। टमाटर, अनन्नास और केले से भी अधिक विटामिन 'सी' इसमें पाया जाता है जो लगभग 86 प्रतिशत होता है। इसलिए इसे विटामिन 'सी' का सम्राट कहा जाता है।

ऋषि च्यवन ने इसके योग से पुनः अपने यौवन को प्राप्त किया था जिससे उस योग को 'च्यवनप्राश' के नाम से जाना जाता है। आयुर्वेद के त्रिदेव 'त्रिफला' का यह एक देव है जो जलन या दाह, नेत्ररोग, केशरोग, कर्मेन्द्रिय रोग, स्नायु रोग, मस्तिष्क रोग, अरुचि, अंजीर्ण, यकृत रोग, रक्तविकार, श्वास, खांसी आदि रोगों का संहार करता है। तो आइए, निम्न छोटे से प्रयोगों से हम इसके गुणों से लाभ लें।

आमाशय : जिनका आमाशय बिगड़ा हुआ है तो समझो कि उसका सब कुछ बिगड़ गया है क्योंकि इसमें ही खाया–पीया पहुंचता है और फिर पचकर हाड़–मांस, रक्त बनता है। इसे ठीक करने के लिए भोजन के बाद एक चम्मच आंवले का चूर्ण पानी से लेने पर कुछ दिनों में ही चमत्कार स्वयं देख लेंगे।

अजीर्ण : से जो पेरशान हो चुके हैं, वह आंवले का चूर्ण एक चम्मच

शहद या घी में चाट कर इससे निजात पा सकते हैं और अपनी जठराग्नि जगाकर भोजन का आनन्द ले सकते हैं।

खुजली : जिनको आती है उसकी पीड़ा को कोई भुक्तभोगी ही जान सकते हैं। कहीं भी, कैसी भी खुजली हो, चमेली का तेल एक छोटी--सी शीशी में लेकर उसमें आंवले का चूर्ण मिलाकर मलने से वह दूर होकर शांत हो जाती है।

चाय : जिनको चाय की ज्यादा आदत पड़ चुकी है और वे इसे मजबूरन कम नहीं कर सकते हैं, वह तन्दुरुस्ती की चाय पीना शुरू कर सकते हैं जो उन्हें चाय का मजा तो देगी ही लेकिन उसके नुकसान नहीं होंगे। सूखे आंवलों को चायपत्ती की जगह उबालकर, दूध, चीनी डालकर चाय जैसी बनाकर पीएं तो मुखड़ा सुन्दर--सलोना, शरीर में स्फूर्ति के साथ तन्दुरुस्ती भी प्राप्त होगी। आजमाकर देख लें।

किसी को जब बदन में जान नहीं है, ऐसा लगे, उठते हुए आंखों के आगे अंधेरा घिर आए, रक्त निचुड़--सा गया हो तब आंवले के चूर्ण को तिल तेल में सानकर रख लें। एक चम्मच की मात्रा में चूर्ण शहद में मिलाकर चाटें तो एक माह में ही "कायाकल्प" होता हुआ खुद देख लें।

इसके अलावा कोई भी नियमपूर्वक आंवले का चूर्ण 5 ग्राम की मात्रा में ठंडे पानी से सेवन करे तो दिमाग तेज होगा, नेत्र–ज्योति बढ़ेगी, श्वास के रोग दूर होंगे, रक्त शुद्ध और उसका संचार ठीक होकर दिल मजबूत, जिगर, तिल्ली का सुधार होकर पाचन–शक्ति सही होती है। आंवला को गुणों की खान कहा जाए तो अतिशयोक्ति न होगी। इसके गुणों से लाभ उठाएं।

आधुनिक एण्डोस्कोपी जांच

इस सर्दी में विज्ञान जगत में बड़ी चमत्कारी खोजें हुई हैं। हवाई जहाज बने, टेलीविजन आया, कम्प्यूटर का विकास हुआ, एटम बम बना और मनुष्य चंद्रमा पर जा उतरा। चिकित्सा का क्षेत्र भी विज्ञान की आंधी से अछूता नहीं रहा। दिल को जांच करने की मशीनें बनीं, मधुमेह के इलाज के लिए इंसुलिन की खोज हुई। घातक रोगों से लड़ने के लिए पेंसिलीन रामबाण एंटीबायोटिक औषधियां बनीं और टी.बी. के इलाज के लिए पूर्णतया प्रभावकारी दवाओं का आविष्कार हुआ। अंग–प्रत्यारोपण (एक मनुष्य के शरीर के अंगों को दूसरे के शरीर में लगाना) द्वारा बहुत से मरणासन्न (मृत्यु शैया पर लेटे हुए) रोगियों को बचाया जाने लगा। निदान या डायोग्नोसिस (रोग की पहचान) के क्षेत्र में गत दो दशकों में बड़ी तरक्की हुई। इसमें सी.टी. स्कैन या कैट स्कैन (जीते जी मनुष्य के शरीर के इस प्रकार से एक्स–रे द्वारा फोटो खींचना जैसे मानो शरीर को काटकर उसके टुकड़ों के एक्स–रे खींचे गए हों और एण्डोस्कोपी या दूरबीन द्वारा शरीर के अन्दर झांकना मुख्य है।)

- **एण्डोस्कोपी क्या है?**

  इंडो का अर्थ है अंदर और स्कोपी का अर्थ है देखना अर्थात् शरीर के अंदर झांकना। जिस मशीन या यंत्र द्वारा यह जांच की जाती है, उसे एण्डोस्कोप कहते हैं। एण्डोस्कोप करीब डेढ़ मीटर लंबी एवं करीब आधा इंच मोटी नली होती है। यह नली लचीली होती है और मुड़ सकती है।

  शरीर के विभिन्न अंगों जैसे आमाशय, आंतों आदि के अंदर पहुंचने पर यह उस अंग की बनावट, आकार और टेढ़े–मेढ़ेपन के अनुसार अपने–आपको मोड़ लेती है। यद्यपि यह नली काफी पतली होती है, किन्तु इसके अंदर ऐसी व्यवस्था होती है कि इसके अंदर

से एक बहुत पतली (तीन मि.मी. चौड़े रास्ते) से पतले-पतले यंत्र जैसी बायोत्सी फोरसेप्स (जांच के लिए आंत का महीन टुकड़ा कटकर लाने की चिमटी) आदि आंतों के अंदर डालकर उनसे आवश्यकतानुसार काम कर सकते हैं।

एक और पतले रास्ते से हवा भेजकर आंतों को फुलाया जा सकता है, जिससे जांच में आसानी होती है। आमतौर पर प्रकाश की किरणें सीधी रेखा में चलती हैं। इसी कारण शरीर को देखकर जांच-पड़ताल करने वाले सारे यंत्र पुराने समय में सीधी एवं सख्त नली के रूप में होते हैं, क्योंकि शरीर के इन अंगों की रचना टेढ़ी-मेढ़ी होती है, जिससे कोई सीधी नली इनमें प्रवेश नहीं कर सकती।

विज्ञान के चमत्कारी आधुनिकतम आविष्कार का उपयोग करके एण्डोस्कोप में कांच के लाखों अत्यंत महीन धागे (ग्लास फाइवर) लगा दिए गये हैं। कांच के इन धागों के टेढ़े-मेढ़े होने के बावजूद भी प्रकाश किरणें इनमें से होकर बिना किसी बाधा के चल सकती हैं। एण्डोस्कोप के दोनों किनारों पर कांच के धागों के बंडल के सामने एक-एक लेंस लगा होता है, जिससे एक लैंस के सामने रखी वस्तु दूसरे लैंस के सामने आंख रखने पर साफ-साफ दिखाई देती है।

एण्डोस्कोपी के अंदर ग्लास फाइबर्स (कांच के धागों) का एक और समूह होता है जिसके द्वारा बाहर एक विशेष बल्ब द्वारा उत्पन्न किया गया प्रकाश आंत के अंदर की सभी रचनाओं और श्लेष्मा झिल्ली या म्यूकस मैम्ब्रेन तथा इसकी बीमारियों को भलीभांति देखने में सहायक होता है।

○ दूरबीन से पेट के अंदर कैसे झांकते हैं?

एण्डोस्कोपी को बोलचाल की भाषा में दूरबीन कह सकते हैं। इसका यह सिरा जो आंत के अंदर जाता है, उसे दूर वाला सिरा या डिस्टल एंड कहते हैं और जो सिरा बाहर रहता है, उसे पास वाला सिरा या प्रोक्सिमल एंड कहते हैं। पास वाले सिरे के लगे लेंस के सामने आंख रखकर देखते हैं। इंडोस्कोपी करने की विधि बड़ी आसान है। रोगी को सवेरे खाली पेट (बिना कुछ खाए-पीए) बुलाते हैं, इसमें रोगी को बेहोश करने की जरूरत नहीं पड़ती है। रोगी एक परीक्षण मेज (एग्जामिनेशन टेबल) पर बायीं करवट लेटता है। एण्डोस्कोपी के दूर वाला सिरा रोगी के मुंह में होकर ग्रासनली

(इसोफेगस) आमाशय (स्टमक) और ग्रहणी (डयूओडिनम) तक डालते जाते हैं और साथ ही साथ एण्डोस्कोप या इस दूरबीन को चारों ओर घुमाते हुए आंतों के अंदर की बीमारी आदि को देखते जाते हैं।

यदि किसी स्थान पर कोई हिस्सा असामान्य या रोगयुक्त दिखाई पड़ता है, तो उस जगह से एक छोटा–सा टुकड़ा जांच करने के लिए तभी बायोप्सी फोरसेप्स से काटकर निकाल सकते हैं। आंतों का अच्छी प्रकार निरीक्षण या देखभाल कर लेने के बाद एण्डोस्कोप को निकाल लेते हैं। इस पूरी जांच में केवल पांच से दस मिनट का समय लगता है। इसके फौरन बाद रोगी स्वयं अपना वाहन (स्कूटर, कार, साइकिल आदि) चलाकर अपने काम पर जा सकता है। बहुत ही सरल, हानि रहित और निदान तथा चिकित्सा के क्षेत्र में अत्यंत उपयोगी होने के कारण एण्डोस्कोपी आजकल बहुत लोकप्रिय होती जा रही है।

○ दूरबीन से जांच की जरूरत कब पड़ती है?

डॉक्टर प्रायः निम्नलिखित रोगों में इंडोस्कोपी कराने की सलाह देते हैं–

1. पेप्टिक अल्सर एवं संबंधित बीमारियां।

(क) आमाशय का अल्सर (घाव), आमाशय की सूजन (गैस्ट्रिक अल्सर, गैस्ट्राइटिस)।

(ख) डयूओडिनम अल्सर, डयूओडिनाइटिस (ग्रहणी में घाव या सूजन)।

2. आमाशय का कैंसर।

3. ग्रासनली का सिकुड़ना और उसमें रुकावट पैदा होना।

4. शराब से शरीर और आंतों पर पड़ने वाले बुरे असर की जांच के लिए। जैसे ग्रासनली की खून की नलियों का चौड़ा हो जाना (वैरिसीज)।

5. खून की उल्टी।

6. आमाशय में भोजन की रुकावट।

7. आमाशय में 'फौरन बाडी' या बाहर की वस्तु, जैसे बच्चों द्वारा सिक्के निगल जाना, सुई या कांच के टुकड़े पेट में चले जाना। गोश्त खाते समय हड्डी या मछली का कांटा पेट में चले जाना। यह सब वस्तुएं एण्डोस्कोप की सहायता से आसानी से पेट से बाहर निकाली जा सकती हैं और ऑपरेशन नहीं करना पड़ता।

○ कौन से लक्षण होने पर एण्डोस्कोपी कराएं?

निम्नलिखित लक्षणों के होने पर अभी ऊपर लिखी बीमारियों के होने

की काफी आशंका (संदेह या सस्पिशन) रहती है। अतः इन लक्षणों के उत्पन्न होने पर यथा शीघ्र किसी योग्य उदर रोग विशेषज्ञ या गैस्ट्रोईटरोलोजिस्ट की सलाह लेकर यदि आवश्यकता पड़े तो एण्डोस्कोपी करानी चाहिए।

1. पेट की जलन, खट्टी डकारें, उल्टी। यदि एक–दो दिन उल्टी आए, तो कोई बात नहीं किन्तु यदि काफी दिनों तक पेट में जलन हो तो खाली पेट बैठें और खाने या उल्टी करने के बाद जलन कम हो जाए तो यह पेप्टिक अल्सर का परिचायक है।

2. छाती में जलन (दर्द नहीं) हो, जो बैठने और डकार आने से बढ़े और दूध पीने से घटे। या ग्रासनली में सूजन का परिचायक है।

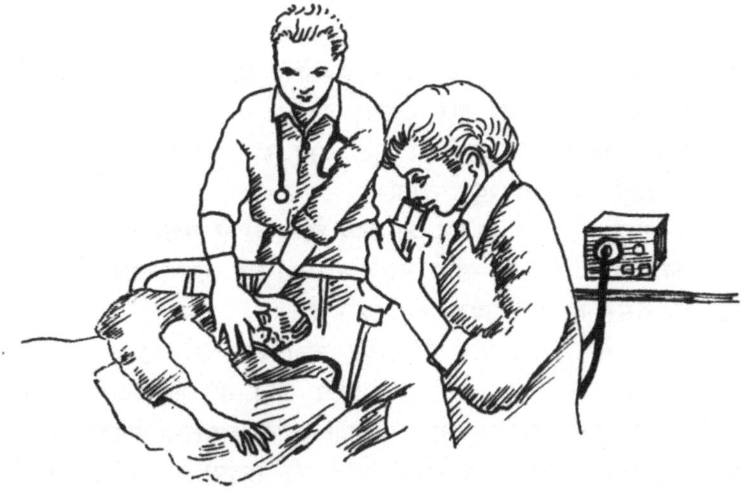

कई बार कुछ विशेष लक्षणों के प्रकट होने पर गुदा या मलद्वार से होकर दूरबीन डालकर बड़ी आंत या लार्ज़ इंटेस्टाइन की जांच करनी पड़ती है। इसकी विधि भी लगभग वैसी ही है, जैसे मुंह के रास्ते दूरबीन डालकर जांच करने की है। इस विधि को सिग्मायडोस्कोपी कहते हैं।

3. भूख न लगे, शरीर कमजोर और चेहरा सफेद पड़ जाए व घटने लगे। यदि ऐसा चालीस वर्ष की आयु के बाद हो तो इन रोगियों को आमाशय का कैंसर की आशंका रहती है।

4. खून की उल्टी आए तो पेप्टिक अल्सर (घाव) या शराब के कुप्रभाव से उत्पन्न ग्रासनली की खून की नलियों से खून बहने की संभावना रहती है।

5. खाना या दूध, मानो निगलने में कठिनाई हो तो ग्रासनली के कैंसर या सिकुड़ने की संभावना होती है।

6. खाना खाने के बाद पेट में भारीपन रहे या अफारा-सा लगे तो यह आमाशय या ग्रहणी में सूजन का परिचायक है।

○ दूरबीन का अन्य उपयोग क्या है?

कई बार कुछ विशेष लक्षणों के प्रकट होने पर गुदा या मलद्वार से होकर दूरबीन डालकर बड़ी आंत या लार्ज इंटेस्टाइन की जांच करनी पड़ती है। इसकी विधि भी लगभग वैसी ही है, जैसे मुंह के रास्ते दूरबीन डालकर जांच करने की है। इस विधि को सिग्मायडोस्कोपी कहते हैं।

○ निम्न लक्षणों के होने पर सिग्मायडोस्कोपी की आवश्कयता पड़ती है।

1. पाखाने के रास्ते खून आना।

2. कई दिनों तक पतले व सूखे दस्त होते रहता।

3. दस्तों के साथ खून आना।

4. अधेड़ उम्र (35-40 वर्ष की आयु के बाद) में यकायक कई सप्ताह तक कब्ज रहना साथ-ही-साथ वजन घटना, यह लक्षण कई बार बड़ी आंत के कैंसर के परिचायक हो सकते हैं।

5. पेट के निचले भाग में काफी दिनों तक दर्द रहना।

6. खाना खाने के जल्दी बाद शौच जाने की शिकायत होना।

7. पाखाने में लगातार आंव (चिपचिपा या लसलसा पदार्थ म्यूकस) आते रहना। यह कोलाइटिस (बड़ी आंत की सूजन) का परिचायक है।

क्या दूरबीन द्वारा पेट के रोगों का इलाज भी हो सकता है? हां, बहुत से गंभीर रोग जिनके लिए पहले काफी बड़ा ऑपरेशन करना पड़ता था अब बड़ी आसानी के साथ बिना किसी चीर-फाड़ के एण्डोस्कोपी द्वारा ठीक किए जा सकते हैं। जैसे-

○ बड़ी आंत के घाव

पाखाने के रास्ते खून आना इस रोग का मुख्य लक्षण है। इसे आसानी से सिग्मायडोस्कोपी की सहायता से निकाल सकते हैं।

- **अल्सर से खून आना**
  एण्डोस्कोपी द्वारा इस स्थान पर बिजली लगाने से खून का तत्काल बहना रुक जाता है।
- **ग्रासनली की चौड़ी हुई खून की नलियों से खून वहना**
  एण्डोस्कोपी द्वारा एक विशेष दवा का इंजेक्शन लगाने से तत्काल खून बंद हो जाता है।
- **ग्रासनली में भोजन की रुकावट**
  एण्डोस्कोपी द्वारा ग्रासनली को चौड़ा कर देने से रुकावट खतम हो जाती है।

आमाशय में पहुंची बाहर की वस्तु को निकाला जा सकता है। सारांश में हम यह कह सकते हैं कि एण्डोस्कोप चिकित्सा जगत के लिए विज्ञान की एक वह घड़ी विचित्र या जादुई देन है। जिसके विभिन्न प्रकार के उपयोग से बहुत से कठिन रोगों की पहचान (निंदान) और चिकित्सा बड़ी आसान और कष्ट रहित हो गई है।

मधुमेह : कुछ सावधानियां

शाकाहारी लोगों को मांसाहारी लोगों की अपेक्षा मधुमेह यानी डायबिटीज की बीमारी कम होती है। अमेरिका में पिछले 21 साल में 26 हजार लोगों पर किए गये सर्वे के बाद यह निष्कर्ष निकाला गया है। भारत में हुए अन्य अध्ययनों में 18 हजार मधुमेह रोगियों की जांच से पता चला है कि भोजन में कांप्लेक्स कार्बोहाइड्रेट और रेशेदार पदार्थ की मात्रा अधिक होने से रक्त में ग्लूकोज की मात्रा एक हफ्ते में 32 प्रतिशत कम हो जाती है। इस प्रकार सामान्य जीवन जीने के लिए जरूरी है कि आपके भोजन में रेशे और कांप्लेक्स कार्बोहाइड्रेट की मात्रा अधिक हो।

ऐसी आम धारणा है कि अधिक मीठा खाने से मधुमेह की बीमारी होती है। लेकिन यह पूरी तरह सच नहीं है। दरअसल, मधुमेह की बीमारी हो जाने के बाद रक्त में ग्लूकोज की मात्रा अधिक हो जाती है। चूंकि यह ग्लूकोज शरीर में उन तंतुओं द्वारा इस्तेमाल नहीं किया जाता, जो इसे ऊर्जा में बदलने का काम करते हैं, मसलन हृदय गति, शरीर का तापमान और काम करने के लिए इस्तेमाल होने वाली ऊर्जा आदि, बल्कि इसके बजाए यह ग्लूकोज रक्त में जमा हो जाता है और पेशाब के जरिए बाहर निकल जाता है। इस प्रकार मधुमेह रोग में तीन लक्षण आम दिखते हैं—अधिक पेशाब आना, अधिक प्यास लगना और अधिक भूख लगना।

मधुमेह की बीमारी होने के कई कारण होते हैं। इनमें प्रमुख है वंशानुगत यानी परिवार में माता-पिता या किसी पूर्वज को यदि यह बीमारी रही है, तो उस परिवार के बच्चों को यह बीमारी होने की संभावना अधिक रहती है। इसके अलावा मोटे और हमेशा तनावग्रस्त रहनेवाले

लोगों को भी यह बीमारी होने का खतरा अधिक रहता है। इस तरह मधुमेह को दो श्रेणियों में बांटा जा सकता है—इंसुलिन पर निर्भर मधुमेह और बिना इंसुलिन का मधुमेह। पहले प्रकार के मधुमेह में व्यक्ति को आत्रशोथ के वायरल संक्रमण जैसे—किसी कारण से यह वीमारी वंशानुगत रूप में मिलती है। इस प्रकार का मधुमेह 40 साल की उम्र से पहले ही हो जाता है और तेजी से बढ़ने लगता है। इसे रोकने के लिए इंसुलिन की हमेशा आवश्यकता पड़ती है।

अधेड़ावस्था में होने वाला मधुमेह या गैर इंसुलिन मधुमेह अकसर 40 साल की उम्र के बाद ही होता है। इस मधुमेह के रोगियों के रक्त में इंसुलिन की मात्रा पर्याप्त होती है, लेकिन ग्लूकोज के ऊर्जा में परिवर्तित न होने के कारण यह रक्त में जमा होने लगता है। इस प्रकार का मधुमेह मोटे लोगों को होता है, जो अकसर व्यायाम नहीं करते हैं। अत्यधिक मोटे, अधिक शर्करा, भोजन में रेशेदार पदार्थों की मात्रा कम होने और आलस्य भरी जीवन–शैली वाले लोगों को यह मधुमेह होता है। वजन कम कर लेने से इस पर काबू पाया जा सकता है। शारीरिक या मानसिक दोनों तरह का तनाव भी मधुमेह का कारण बन सकता है। मिसाल के तौर पर कुछ गर्भवती महिलाओं को भी मधुमेह हो सकता है।

मधुमेह पर काबू पाने के तीन तरीके हैं—इंसुलिन की सुई, डायबिटीज की गोलियां और संतुलित भोजन। फिर भी ठीक भोजन, वजन पर काबू रखना और वर्जिश, किसी भी तरह के मधुमेह को रोकने के लिए बहुत अहम भूमिका निभाते हैं।

भोजन को संतुलित रखने में आजकल कैलोरी नियंत्रण का बहुत महत्त्वपूर्ण स्थान है। कोई भी ऐसा खाद्य पदार्थ नहीं है, जिसमें कैलोरी न हो। भोजन को ठीक ढंग से व्यवस्थित करने से कैलोरी को तीन–चार भोजनों में बराबर बांटा जा कसता है। इंसुलिन पर निर्भर रहने वाले मधुमेह रोगियों का भोजन, उन्हें दिए जाने वाले इंसुलिन के प्रकार पर निर्भर करता है। डॉक्टर उसी के अनुसार खाद्य पदार्थों की सूची बनाते हैं, जिसका रोगी को सावधानी से पालन करना चाहिए।

अगर दिन भर के भोजन में कैलोरी की मात्रा अधिक न हो, तो शहद, चीनी और गुड़ जैसी चीज थोड़ी मात्रा में खाने की इजाजत दी जा सकती है। वसा वाले पदार्थों से मिलने वाली कैलोरी की मात्रा भी

न्यूनतम होनी चाहिए। उदाहरण के तौर पर दूध या दही से हमें प्रोटीन तो चाहिए, लेकिन क्रीम नहीं। इसलिए दूध को उबाल कर उसे फ्रिज में रख दें। जब उसमें मलाई आ जाए, तो उसे निकाल लें और उसके बाद दही जमाएं या चाय–कॉफी में डालें। इसके अलावा तेल, मक्खन, घी, वनस्पति और सूखे फल वगैरह से भी परहेज करें।

रेशा एक किस्म का कांप्लैक्स कार्बोहाइड्रेट है, जो आंतों में नहीं पचता है। इस वजह से इसमें कैलोरी नहीं होती। इसलिए मधुमेह के रोगियों के लिए यह एक प्रमुख भोजन है। रेशा सभी अनाजों और उनके आटों, हरी पत्ते वाली सब्जियों, मटर, दालों, मक्का, गाजर, प्याज, आलू, भिंडी, कुछ अन्य सब्जियों और फलों में पाया जाता है। ये भोज्य पदार्थ प्राथमिकता के आधार पर मधुमेह के रोगियों को देने चाहिए। हालांकि आम, कटहल, सूखे मेवों में रेशा अधिक होता है, लेकिन इनसे परहेज करना चाहिए। गैर इंसुलिन मधुमेह में कुछ पारंपरिक घरेलू इलाज भी असरदार होते हैं। लेकिन इन्हें अपनाने से पहले डॉक्टर की राय जरूर ले लेनी चाहिए। एक चम्मच मेथी का पॉउडर रोजाना सुबह चाय पीने से एक घंटा पहले एक गिलास पानी के साथ लें। आंवले के मौसम में रोजाना एक ताजा आंवला खाली पेट खाएं। दस ताजी हरी पत्तियां हर सुबह खाली पेट खाने से आनुवांशिक मधुमेह से बचा जा सकता है। नियमित वर्जिश, जैसे–-पैदल चलना या योग करना मधुमेह रोगियों के लिए बहुत जरूरी है। इससे दिमाग को भी ताजगी मिलती है। लेकिन अगर कोई इंसुलिन की सुई या मधुमेह की दवा ले रहा हो, तो उसे कोई भी वर्जिश शुरू करने से पहले डॉक्टर की सलाह जरूर लेनी चाहिए।

O ये भी करें

* निदमित रूप से भोजन करें और दो भोजनों के बीच के समय में कुछ न खाएं।
* खाने में वसा, शर्करा, शराब और शीतल पेय की मात्रा कम करें।
* तली हुई चीजें न खाएं।
* सिगरेट न पीएं।
* अगर आप बीमार हैं, चाहे छोटी बीमारी या हलका बुखार ही क्यों न हो, अपने डॉक्टर से जरूर सलाह लें, क्योंकि आपके भोजन में कैलोरी की मात्रा बदलने की जरूरत पड़ सकती है।

* दस्त लगने या उल्टियां होने की स्थिति में तो मधुमेह रोगियों को विशेष सावधानी बरतनी चाहिए।
* तले हुए और चर्बी युक्त खाद्य पदार्थों से बचें।
* अधिक मीठे पदार्थों और परिष्कृत कार्बोहाइड्रेट, जैसे—मैदा वगैरह से बचें। मिसाल के तौर पर मैदे से बनी डबल रोटी की बजाय आटे की चपातियां खाएं।
* अपनी त्वचा की देख-रेख करें।
* डायबिटीज के रोगियों के शरीर पर हुए घाव को भरने में काफी समय लगता है, इसलिए शरीर पर किसी तरह की खरोंच न लगने दें।
* खून और पेशाब में शर्करा की नियमित रूप से जांच कराएं।
* बराबर डॉक्टर के संपर्क में रहें।

मधुमेह में खान-पान

मधुमेह दीर्घकालीन रोग है। यह जिसे एक बार हो जाये तो समझो ताजिन्दगी दवाएं नहीं छूटने वाली। दरअसल यह चयापचय दोष है अतः यह रोग ही नहीं बल्कि इसकी जटिलताएं भी कम घातक नहीं होतीं। मधुमेह से पीड़ित रोगी को अन्य घातक रोग होने के खतरे भी काफी ज्यादा होते हैं। यही नहीं, मधुमेह-नियंत्रण के लिए जो उपचार किये जाते हैं उनका दुष्प्रभाव भी कम नहीं होता। मसलन रक्त-ग्लूकोज स्तर नियंत्रित रखने के लिए जो गोलियां खाई जाती हैं उनसे हृदय रोग के खतरे ढाई गुना ज्यादा बढ़ जाते हैं।

अर्थ है कि रक्त-ग्लूकोज स्तर अनुरक्षित रखने के लिए अथवा मधुमेह-नियंत्रण के लिए औषधि उपचार उतने व्यावहारिक नहीं हैं जितने सामान्यतः समझे जाते हैं। बेहतर तो यह है कि खान-पान, रहन-सहन को परिवर्तित कर मधुमेह रोगी वांछित नतीजे ज्यादा कुशलता से पा सकता है। संसार भर के विशेषज्ञ आहार-व्यायाम से इसको काबू में रखने के पक्षधर हैं।

- **वसा की अल्प मात्रा**

  यूं तो चालीस साल की उम्र होने के पहले से ही प्रत्येक व्यक्ति को आहार में बसा (चर्बी या चिकनाई) की मात्रा कम कर देनी चाहिए किन्तु मधुमेह रोगी को इस ओर विशेष सचेत रहना चाहिए। मधुमेह हृदयरोग का अन्तर्सम्बन्ध प्रमाणित है। अतः संपृक्त वसा एवं कोलैस्ट्रोल युक्त वसा पूर्णतः सीमित करना सेहतमंद आवश्यकता है। रक्त-कोलैस्ट्रोल स्तर की अधिकता रक्त-वाहिनी में थक्का जमने की क्रिया (एथीरोस्कालरोसिस) को उत्प्रेरित करती है। अण्डा, मक्खन, घी, पनीर, मलाई, मलाईयुक्त दूध, आइसक्रीम, मांसाहार नहीं लेना चाहिये। मांस

में अदृश्य वसा की मात्रा कम नहीं होती। हाथ से मलाई निकला हुआ दूध–दही भी पर्याप्त नहीं। बाजार में मशीन से मलाई निकला (सपरेटा) दूध उपयुक्त है। शाकाहारी भोजन में अपेक्षाकृत कोलैस्ट्रोल काफी कम होता है। वनस्पति घी (डालडा) अंसपृक्त वसा को संपृक्त वसा में बदलकर बनाते हैं अतः इनका सेवन भी नहीं करना चाहिए। मधुमेह के रोगी को 125 कैलोरी ऊर्जा वसा से प्राप्त करनी चाहिए, इससे ज्यादा नहीं। इसका अर्थ है कि एक बड़ी चम्मच (15 मि.ली.) तेल–घी पर्याप्त है। नारियल तेल, ताड़ तेल में संपृक्त वसा होती है अतः इनका इस्तेमाल कम–से–कम करें। बहुअसंपृक्त तेल सोयाबीन, करडी, सीसम तेल, मक्की तेल बेहतर हैं मगर कोलैस्ट्रोल घटाने की इनकी क्रिया–विधि अस्पष्ट है अतः इनका इस्तेमाल भी बहुतायत में नहीं करना चाहिये। मोनो–असंपृक्त तेल जैतून, मूंगफली तेल सर्वोत्तम है।

- **शक्कर यानी खतरा–ही–खतरा**

  मधुमेह के रोग के लिए शक्कर मीठा नहीं बल्कि जहरीला है। शक्कर, शक्कर से बने खाद्य, शहद, जैम–जैली, केक–पेस्ट्री, चॉकलेट, मीठे पेय, मीठे बिस्कुट, ग्लूकोज, गन्ने का रस ग्रहण न करें। मिठाई से मोह त्यागें। मीठे का प्रतिबन्ध मरीज को बेहद सालता है। कई बार तो मधुमेह रोगी चोरी–छिपे मीठा खाते देखे गये हैं जो कि निश्चित ही खतरनाक है।

- **स्टार्चयुक्त खाद्य खायें**

  स्टार्च जटिल कार्बोहाइड्रेट हैं जो चयापचय के उपरान्त शक्कर–ग्लूकोज में परिवर्ति हो जाते हैं। मगर यह क्रिया धीरे–धीरे तथा पर्याप्त विलम्ब से होती है। इसे रक्त स्तर में यकायक वृद्धि नहीं हो पाती। ऑक्सफोर्ड के पोषण–विशेषज्ञ डॉ. जिम मेन की मान्यता है कि स्टार्च मधुमेह तथा जटिलताओं को नैसर्गिक रूप से नियंत्रित करते हैं। चोकरयुक्त अनाज, दाल, कन्द, फल तथा फलियों में जटिल कार्बोहाइड्रेट होता है अतः इनका प्रयोग स्वतन्त्रता पूर्वक करें।

- **तन्तु खाद्य**

  ये दो प्रकार के हैं—घुलनशील एवं अघुलनशील तन्तु। ये दोनों लाभदायक हैं। अघुलनशील तन्तु कब्ज से निजात दिलाते हैं तो घुलनशील तन्तु

रक्त–कोलैस्ट्रोल सीमित करते हैं। जल में घुलनशील तन्तु, खट्टे फल, सेव, गाजर, सेम, लोबिया, बीज, जौ, जई में होते हैं। चोकरयुक्त सारे अनाज, नासपाती, फलों के कुछ तन्तु जल में अघुलनशील हैं। तन्तु खाद्य स्वतन्त्रतापूर्वक ग्रहण करें। ताजे फल दिन में तीन बार खायें। घर में अथवा फ्रिज में मिठाई की जगह फल रखें।

- **चाय, कॉफी, मदिरा, धूम्रपान त्यागें**

  चाय, कॉफी की कैफीन तथा अल्कोहल चयापचय को तीव्र करते हैं। इनसे मूत्र विसर्जन तेजी से होता है। गुर्दों पर अनावश्यक दबाव पड़ता है। कैफीन चॉकलेट, कोला पेय व खाद्य में भी होता है। ये सब हानिकारक हैं। धूम्रपान के जरिये फेफड़ों में कार्बन मोनोऑक्साइड गैस प्रवेश करती है जो ऑक्सीजन की कार्य–प्रणाली में बाधा डालती है। कोशिका–ऊतक पर्याप्त ऑक्सीजन के अभाव में ग्लूकोज का सामान्य चयापचय नहीं कर पाते। अर्थ है कि मधुमेह रोगी को हर नशीले पदार्थों से दूर रहना चाहिये। हर ऐसे नशे से जो चयापचय को दुष्प्रभावित करे।

- **कम आहार**

  दिन के सम्पूर्ण भोजन को पांच या छह बार में विभाजित करके लेना चाहिये। सामान्य भारतीय नाश्ता, दोपहर का भोजन और रात का भोजन अर्थात् तीन बार भोजन करता है। जाहिर है 5-6 बार भोजन करने का अर्थ है कि कम मात्रा में अनेक बार। समय निर्धारण निश्चित होना चाहिए जिसका नियमित पालन करें। प्रातः आठ बजे तीन–तीन घंटे के अन्तर से अंतिम रात्रि दस बजे। यह समय निजी जरूरत और कार्य के अनुसार नियत कर लें। समय ही नहीं बल्कि प्रत्येक भोजन का कैलोरी निर्धारण भी होना चाहिए। डॉक्टर से परामर्श कर कैलोरी गणना और निर्धारण करें। इन्सुलिन अथवा औषधि सुबह नाश्ते व रात भेजन के 15 मिनट पहले लें। औषधि सेवन तथा आहार की नियमितता से रक्त–प्रवाह में ग्लूकोज की मात्रा सीमित–सामान्य रहती है।

- **व्यायाम**

  व्यायाम से मांसपेशियां सक्रिय होती हैं, रक्त–संचालन सुचारु होता है। इससे ग्लूकोज का ऑक्सीकरण तेजी से होता है। अर्थ है कि व्यायाम रक्त–ग्लूकोज स्तर को अनुरक्षित करता है। पैदल भ्रमण

सर्वोत्तम व्यायाम है। सुबह–शाम दस–दस मिनट से शुरू करके पैदल घूमना तीस–तीस मिनट का कर दें। दूरी और तेजी धीमे–धीमे बढ़ायें।

मधुमेह रोगी के लिए आदर्श सूत्र है। औसत वजन वाले रोगी को शक्कर विहीन, सीमित वसा, भरपूर स्टार्च व तन्तु युक्त भोजन दिन में 5-6 बार विभाजित कर नियमित करना चाहिये। हां, चाय, कॉफी, शराब, धूम्रपान से दूर रहें और सुबह–शाम टहलें अवश्य। इस सूत्र को अपनाने से रोगी दवा से मुक्त रह सकता है और पर्याप्त दीर्घायु हो सकता है।

वजन घटाने के कुछ कारगर उपाय

- दिन में तीन बार भरपेट भोजन करने के स्थान पर कई बार में थोड़ा थोड़ा खाएं।
- 'लो फैट' अर्थात् कम चिकनाई वाली वस्तुएं खाएं। हलका भोजन करें।
- कई लोग रोटी, सब्जी, दाल में घी लगाकर भोजन करते हैं। इस आदत को छोड़ दें।
- मांस, मछली, अण्डे की जर्दी न खाएं।
- उतना ही खाएं जितनी आवश्यकता हो। बल्कि भूख से थोड़ा कम ही खाएं।
- एक चपाती अधिक होने पर भी परेशानी हो सकती है। आगे चलकर यही आदत वज़न बढ़ा देती है। एक वर्ष में 10 कैलोरी अधिक (प्रतिदिन) लेने से एक पौण्ड तक वज़न बढ़ सकता है। इस प्रकार 10 वर्ष में 10 पौण्ड वज़न बढ़ सकता है।
- नाश्ते में ताजा फल, सब्जी, उबली हुई हल्की वस्तुएं ही लें।
- सलाद का सेवन अधिक करें।
- भात धीरे-धीरे, चबा-चबाकर खाएं।
- खाना प्रारम्भ करने के बीस मिनट बाद मस्तिष्क को आभास होता है कि आपका पेट भर गया है। जल्दी-जल्दी खाने से हाजमा भी बिगड़ जाता है।
- डाइट चार्ट बनाकर ही भोजन करें। डाइट चार्ट 'मधुमेह' वाले खण्ड में पुस्तक में दिए गये हैं।
- कसरत वो ही करें जो उपयोगी हों।
- योगासन भी करें। योगासन के बारे में 'मधुमेह' वाले खण्ड को देखें।

- आलू को छीलकर खाने के बजाए छिलका युक्त ही खाएं।
- खाने में मिठाई व शक्कर युक्त खाद्य पदार्थों को कम कर दें।
- सुबह घूमना प्रारम्भ कर दें। कसरतें जारी रखें। लिफ्ट छोड़कर, पैदल जीना चढ़कर ऊपर जाएं। साइकिल चलाया करें।
- घर का काम स्वयं किया करें। पोछा लगाना एक अच्छा व्यायाम है।
- पतले कपड़े पहनें। सीधी या तिरछी लकीर वाले कपड़े पहनें। 'वी' आकार व नुकीले कॉलर वाली शर्ट पहनें। कपड़े आकर्षक व 'कूल' कलर के ही पहनें। विश्वास रखें। वजन अवश्य कम होगा।

बचिये खून की कमी से..

आहारीय अल्परक्तता (न्यूट्रीशनल एनीमिया) वह रोग है जो आहार की दीर्घकालीन कमी, पोषकतत्त्वों का अभाव अथवा खान–पान की खामियों से होता है। दरअसल यह विशिष्ट रोग न होकर लक्षण–समूह का विकार दोष है। तीसरी दुनिया के तमाम देशों में यह आम रोग है। हमारे देश की करीब 35-40 प्रतिशत आबादी आहारी अल्परक्तता के किसी–न–किसी अंश से दुष्प्रभावित है।

○ समस्या के कारण

प्रति व्यक्ति आय की कमी एवं दरिद्रता के कारण विकासशील देशों की जनसंख्या स्वास्थ्य मानकों के विपरीत अल्पपोषित रहती है।

- खानपान की दूषित एवं भ्रामक आदतें। समाज में व्याप्त अशिक्षा, अन्धविश्वास, टोटके–टोने, अनावश्यक व्रत–उपवास।
- चोकर रहित अनाज, दाल और भोजन पकाने के गलत तौर–तरीके।
- स्वाद को प्राथमिकता देने के कारण पोषक तत्त्वों एवं सिद्धान्तों के विरुद्ध अरुचि।
- प्रायः बीमार होने अथवा दीर्घकालीन रोगों के कारण।
- अल्परक्तता अथवा कुपोषण अनेकानेक रोगों का मूल कारण होता है और इन रोगों से मूल समस्या और भी जटिल हो जाती है।
- शाकाहार में उपलब्ध लौह तत्त्व का अवशोषण अपेक्षाकृत मन्द होता है।

○ आहारीय अल्परक्तता की जटिलतायें

प्रतिरोधक क्षमता के क्षीण होने से अल्परक्तित व्यक्ति में संक्रमण तथा अन्य रोग बार–बार होने लगते हैं। जरा–सी बीमारी भी भयंकर रूप धारण कर सकती है।

— व्यक्ति अत्यधिक कमजोरी, जल्दी थकान, कार्य के प्रति अरुचि महसूस करने लगता है। कार्यक्षमता का ह्रास होता है।
— शिशु और बच्चों की वृद्धि एवं विकास में अनेक व्यवधान आते हैं।
— गर्भवती एवं स्तनपान कराने वाली मातायें विकराल रूप से दुष्प्रभावित होती हैं। भारत में शिशु मां मृत्यु दर का मुख्य कारण आहारीय अल्परक्तता ही है।
— कोशिका स्तरीय प्रश्वसन में प्रयुक्त एन्जाइम का प्रमुख अवयव लौह होता है। लौह की कमी से यह कार्य बाधित होता है।

सामान्य लक्षण

मटमैली चमकहीन त्वचा।

— नाखून खुरदरे, भुरभुरे, चपटे, धारियों वाले विकृत व चमकहीन।
— सिर के बाल रुखे, भुरभुरे, मद्दे, बदरंग और चमकहीन। बाल जल्दी और ज्यादा झड़ने लगते हैं।
— जीभ–मुंह में छाले अधिकतर होने लगते हैं।
— आलसपन, चिड़चिड़ापन अधिक।
— जिगर और तिल्ली बढ़ सकती है। 20 प्रतिशत मामलों में यह होता है।

समस्या का निवारण

हमारे देश में यह समस्या आम है अतः प्रत्येक व्यक्ति को आहारीय अल्परक्तता (पोषण अथवा कुपोषण अल्परक्तता) से सचेत एवं सतर्क रहना चाहिए। प्रत्येक चिकित्सक का यह दायित्व है कि वह प्रत्येक रोगी का परीक्षण इस दृष्टि से अवश्य करें और पीड़ित व्यक्ति को निवारण के उपाय सुझाये।

— चोकर युक्त खाद्य पदार्थ इस्तेमाल में लाने से अल्परक्तता से बचाव सफलतापूर्वक संभव है।
— प्रोटीन युक्त खाद्य, मिश्रित दालें, दलिया, खिचड़ी, हरी पत्तेदार सब्जियां, सोयाबीन, मूंगफली, दूध, दही, पनीर, अण्डा और मांसाहार आदि विशेष तौर पर खाना चाहिए।
— खट्टे फल खाने से विटामिन 'सी' लौह के अवशोषण में सहायक है।
— जस्ता और लौह अवशोषण की प्रक्रिया एक है अतः जिंक औषधियां लाभकारी हैं।

— अल्परक्तता से मुक्ति के लिये स्वास्थ्य विभाग ने विशेष कार्यक्रम चलाया हुआ है। गर्भवती महिला को प्रतिदिन एक गोली तीन माह के लिये निःशुल्क दी जाती है। यह गोली रात में सोने के पहले लेना चाहिए। पीड़ित व्यक्ति यदि रोज एक गोली छह महीने तक ले तो वह अल्परक्तता से पूर्ण मुक्त हो जाये। कुछेक को लौह की मौखिक खुराक माफिक नहीं बैठती, उस हालत में सुइयां लगवानी पड़ सकती हैं, अन्यथा सुइयों की खास जरूरत नहीं पड़ती है।

— लौह की कढ़ाई में पकाया खाना लाभकारी है। गुड़ में पर्याप्त लौह तत्त्व होता है। पालक और हरी पत्तेदार सब्जियां भी फायदेमंद हैं।

— आहारीय अल्परक्तता के प्रति हमें पर्याप्त जागरूक होना चाहिए और खानपान में आंशिक सुधार इस जटिल समस्या से मुक्त होने का सरल, कारगर उपाय है ही।

जीभ के रंग से रोगों का पता लगाएं

हमारी ज्ञानेंद्रियों में से एक है जिह्वा यानी जीभ। इसे रसेन्द्रिय भी कहते हैं। जीभ विशेष प्रकार की मांसपेशियों से बनी होती है। पूरी जीभ पर श्लेष्मिक कला चढ़ी होती है। नीचे के भाग की श्लेष्मिक कला चिकनी होती है तथा ऊपर के भाग की श्लेष्मिक कला खुरदरी व दानेदार होती है। जीभ का अगला सिरा पतला होता है और पीछे की ओर जड़ भाग चौड़ा होता है। पिछला भाग अगले की अपेक्षा मोटा भी होता है। जिह्वा काफी संकुचनशील होती है, इसीलिए इसे अपनी इच्छानुसार लम्बी, छोटी, चौड़ी, पतली किया जा सकता है।

जिह्वा के सिरे, जड़ (पिछले भाग) और किनारों (पार्श्व भाग) में स्वाद कोष (टेस्ट बड्स) होते हैं, जो किसी भी पदार्थ के स्वाद का बोध कराते हैं। स्वाद का ज्ञान कराने के कारण ही जिह्वा ज्ञानेंद्रिय मानी जाती है। जीभ के दोनों किनारों पर खट्टेपन का, जड़ अर्थात् पिछले भाग पर कड़वेपन तथा सिरे पर मिठास का ज्ञान होता है। किसी पदार्थ के स्वाद का ज्ञान होने के लिए यह आवश्यक है कि जिह्वा गीली हो, इसीलिए स्वाद–कोष स्वयं एक विशेष प्रकार के द्रव का निर्माण करते हैं। जब कोई पदार्थ जीभ पर पहुंचता है, तो स्वादकोष से निकले द्रव में घुल जाता है और स्वादकोष के घनिष्ठ संपर्क में आ जाता है, इसके साथ ही हमें स्वाद का पता चल जाता है। यदि जीभ को बाहर निकालकर रुमाल से रगड़कर सुखा लें और फिर उस पर नमक अथवा अन्य किसी पदार्थ का चूर्ण डालें, तो जीभ स्वाद ग्रहण नहीं कर पाती।

स्वाद–ज्ञान के अतिरिक्त जिह्वा बोलने में भी सहायक होती है।

बिना जीभ के बोलना किसी भी प्रकार संभव नहीं है। इसके अतिरिक्त रोग–निदान में भी जीभ हमें सहायता देती है। जिह्वा का रंग संबंधित रोग में प्रकुपित दोष के अनुरूप बदलता रहता है।

यदि किसी रोगी की जीभ पर नीलापन अथवा कुछ हरापन हो, जीभ सूखी और खुरदरी–सी हो, तो माना जाता है कि शरीर में वात का प्रकोप हो गया है। यदि रोगी की जिह्वा बिलकुल लाल अथवा कुछ हरेपन को लिए हुए लाल हो, तो समझें, रोगी के शरीर में पित्त का प्रकोप हो गया है। यदि रोगी की जिह्वा चिकनी, गीली तथा श्वेत वर्ण वाली हो, तो रोगी के शरीर में कफ का वेग बढ़ा हुआ समझें।

यदि किसी रोगी के शरीर में उक्त तीनों प्रकार के अथवा किन्हीं दो प्रकार के मिले–जुले लक्षण प्रकट हों, तो रोगी को उनसे संबंधित तीनों अथवा दो प्रकार के प्रकोपों से पीड़ित समझें। यदि किसी रोगी में तीनों प्रकार के दोष प्रकट होंगे, तो उसकी जीभ चारों ओर से जली हुई–सी, काली और टेढ़ी–सी पड़ जाएगी। ऐसी स्थिति चिन्ताजनक मानी जाती है। ऐसे रोगी की तत्काल चिकित्सा करानी चाहिए।

शरीर के लिए अत्यंत महत्त्वपूर्ण यह ज्ञानेंद्रिय, जो अनेक रोगों के निदान में भी सहायक है, स्वयं भी तमाम रोगों की चपेट में आ जाती है। सामान्य रूप से जीभ में पांच प्रकार के रोग उत्पन्न हो सकते हैं–(1) वायु का (2) पित्त का (3) कफ का (4) अलस (5) उपजिह्वा।

यदि जीभ फटी–फटी–सी हो जाए, सूजन हो जाए, जीभ पर कांटे से पड़ जाएं, रंग हरा हो जाए, स्वाद–ज्ञान नष्ट होने जैसे लक्षण हों, तो वायु का जिह्वा रोग समझना चाहिए।

यदि जीभ लाल हो, कांटे से पड़ जाएं, जीभ में दाह हो, साथ ही स्वाद ज्ञान प्रभ.वित हो, तो पित्त का जिह्वा रोग समझना चाहिए।

यदि जीभ सफेद पड़ जाए, चिकनी–सी लगे, अधिक गीली महसूस हो, जीभ में सफेद कांटे से पड़ जाएं, कठोर हो जाए, भारी–सी लगे, तो जिह्वा को कफ से पीड़ित जानिए।

यदि जीभ के नीचे बहुत अधिक सूजन हो जाए, जीभ हिले–डुले नहीं, नीचे का भाग पका–सा हो जाए अथवा पक जाए, तो इसे जिह्वा का कफ रुधिर से उत्पन्न अलस रोग जानिए। यह रोग प्रायः असाध्य हो जाता है।

यदि जीभ की नोक (अगले सिरे) पर सूजन हो, लार अधिक बहे,

जीभ में दाह (जलन) व खुजली हो, तो ऐसी स्थिति में जीभ को उपजिह्वा नामक रोग से पीड़ित समझिए।

जिह्वा के उक्त में से किसी भी रोग की स्थिति में गिलोय, पीपल, नीम की छाल, कुटकी चारों को समभाग लेकर जौकुट कर, काढ़ा बनाकर कुल्ले करें। ये कुल्ले दिन में 3-4 बार करें।

सोंठ, काली मिर्च, पीपल, हरड़, जवाखार इन पांचों औषधियों को 10-10 ग्राम लेकर खूब बारीक पीस कर छान लें। इस चूर्ण को जीभ पर छिड़क दें अथवा लगाएं। यह उपर्युक्त जिह्वा संबंधी सभी रोगों में लाभकारी होता है। रोग के अनुरूप पथ्यापथ्य का भी विशेष ध्यान रखें। कब्ज न रहने दें और मुंह से श्वास न लें।

पेट के रोग व आयुर्वेदिक नुस्खे

पेट–दर्द व गैस सम्बन्धी रोग

— अजवायन 4 ग्राम, नमक 2 ग्राम दोनों को गर्म पानी के साथ लेने से पेट का दर्द ठीक हो जाता है।

— हींग को पानी में पीसकर नाभि के चारों तरफ लेप करने से पेट का अफारा दूर हो जाता है।

— अजवायन एक तोला, सौंठ छ माशे, काला नमक तीन माशे— तीनों को बारीक पीसकर तीन–तीन माशे गुनगुने पानी से दें।

— कागजी नींबू का रस 3 ग्राम, चूने का निथरा जल 30 ग्राम, देशी अजवायन चूर्ण दो ग्राम, इन सबको अच्छी तरह मिलाकर दिन में तीन बार सेवन करना चाहिए।

— पीपल का चूर्ण, काला नमक, सेंधा नमक और काली मिर्च आधा–आधा ग्राम पीस–छानकर 250 ग्राम दही में मिलाकर छाछ बना लें। पेट के विकारों के लिए अच्छी दवा है।

— सौंठ, अजवायन दो–दो तोला, नींबू के रस में भिगोकर रखें। जब पेट में दर्द या अफारा हो तो दो–दो माशे हल्के गुनगुने पानी से दें।

— नींबू मिला ताजा गुनगुना पानी वायु विकार में बहुत लाभप्रद है। पेट की सिकाई भी उपयोगी रहती है।

— सिरका, सोंठ, काला नमक, भुना सुहागा और हींग का फूला मिलाकर देने से पेट दर्द बंद होता है।

पेट के कीड़े

— जायफल एक माशे, शहद के साथ चाटें।

— दो टमाटरों पर नमक, काली मिर्च लगाकर सुबह 15 दिन तक

खाएं। पेट के कीड़े बाहर निकल आएंगे। 3 साल से कम उम्र के बच्चों को न दें।

- कद्दू उबालकर, बिना मसालों का ही, बिना नमक के, भरपेट खा लें। दो दिन रात में ऐसा करने पर कीड़े बाहर निकल जाते हैं। छोटे बच्चों को न खिलाएं।
- खट्टे अनार की जड़ चार तोले, पानी में तीन बार जोश दें। पानी आधा रह जाए तो छानकर तीन खुराक बनाकर सुबह–दोपहर–शाम को पीएं। रात में 4 तोला अण्डी का तेल भी पी लें।

कब्ज

कब्ज का अर्थ है दिनभर में एक बार भी शौच न जाना या खुलकर शौच न होना। कब्ज एक ऐसा रोग है जिसके कारण अनेक अन्य बीमारियां शरीर को खोखला बना देती हैं।

उपचार

- जुलाफा हरड़ का चूर्ण लेने से दस्त हो जाते हैं।
- साफ ईसबगोल दो चम्मच नित्य–प्रति रात में लेंने से कब्ज नहीं होती। इसका प्रयोग पानी या गर्म दूध से करें।
- रात में दूध में मुनक्का या छुआरे डालकर पीएं। रोजाना ऐसा करने से पेट साफ होता है, पाचन सुचारु रहता है और भूख लगती है।
- प्रातःकाल बिना कुछ खाए दो दाने काजू, 5 दाने मुनक्का खाने से कब्ज दूर होती है।
- चार तोला गुलकंद रोज रात में दूध से खाकर सो जाएं। सुबह पेट साफ हो जाएगा।
- काला दाना 6 माशे, मिश्री 6 माशे मिलाकर गर्म पानी से देने पर कब्ज टूटती है।
- बेल का शर्बत बनाकर पीने से कब्ज दूर होती है।
- नित्यप्रति पपीते का सेवन कब्ज नाश करता है।
- एक समय दलिया व हरी तरकारी का सेवन या भूसी युक्त आटे की रोटी खाने से कब्ज होती ही नहीं है।

— त्रिफला और हरड़ को पीस छानकर गुनगुने पानी से सुबह–शाम लेने से कब्ज दूर होती है।

संग्रहणी

संग्रहणी रोग में आमाशय एवं आंत की पाचन–क्रिया गड़बड़ा जाने के कारण फैट (वसा) का सही अवशोषण नहीं हो पाता। परिणामतः अन्न के साथ खाई गयी वसा ज्यों–की–त्यों मल के साथ निकल जाती है। इस कारण शरीर में अनेक विटामिनों की कमी हो जाती है और त्वचा सम्बंधी विकार भी बनने लगते हैं। रोगी को पीड़ा व कमजोरी भी महसूस होती है।

उपचार

— छोटी हरड़ दो तोला, अफीम का डोडा एक तोला, दोनों को अलग–अलग घी में भूनें और बारीक पीसकर, बराबर की खांड मिलाकर रखें। प्रतिदिन नौ–नौ माशे पानी से खाएं।
— सूखा पोदीना, इलायची, सौंठ, सौंफ, गुलाब के फूल, धनिया, सफेद जीरा, अनारदाना, आलू बुखारा, हरड़—इन्हें पीसकर, बराबर मिश्री मिलाकर रख लें। 3 माशे ठण्डे जल से लें।
— आम की पुरानी गुठली की मींग, जामुन की गुठली की मींग दोनों को बराबर वजन लेकर कूट–छानकर सफूफ बनाएं। तीन माशे यह सफूफ, सुबह–शाम, छाछ से खाने पर संग्रहणी ठीक होती है।
— रसौत छ तोले पानी में घोलकर छान लें और थोड़ी देर रखा रहने दें। जब मिट्टी नीचे बैठ जाए तो पानी को निथारकर पकाएं। जब पानी उड़ जाए और रसौत रह जाए तो इसे सुखाकर 1 रत्ती की गोली बना लें। चार–चार गोलियां दिन में चार बार छाछ से खिलाएं। दो–तीन दिन तक कोई ठोस पदार्थ न खिलाएं। बाद में मूंग की दाल की खिचड़ी, दही से खिलाएं। संग्रहणी के लिए अत्यंत उपयोगी है।

भूख को क[illegible]

सौंफ, सोंठ और मिश्री बराबर मिलाकर ताजे पानी से लें।

— अजवायन पांच तोले नींबू के रस में भिगोकर सुखा लें और थोड़े से काले नमक के साथ पीस–छानकर रखें। तीन–तीन माशे सुबह–शाम खाएं। भूख बढ़ेगी।
— कलौंजी पांच तोला रात को सिरके में भिगोएं। फिर छाया में सुखाकर शफूफ बनाएं। पन्द्रह तोला शहद में मिलाकर छः–छः माशे सवेरे–शाम चाटें। भूख खूब लगती है।
— अदरक, नींबू का रस 5-5 तोला, नमक लाहौरी 1 तोला मिलाकर 3 दिन तक धूप में रखें। एक–एक चम्मच भोजन के उपरांत पीएं। खूब भूख लगती है।
— सोंठ, पीपर, पीपरामूल, यव्य, चित्रक, तालीस पत्र, दालचीनी, जीरा, सोंठ, अम्लवेत, अनारदाना, पांचों नमक बराबर लेकर कूट–छान लें। भोजन के बाद 2 माशे लें।

पेचिश, अतिसार (डायरिया)

पेचिस के लिए–इसमें बार–बार शौच जाना पड़ता है व खूब आंव आता है।

— तुलसी के पत्ते शक्कर के साथ खिलाने से पैचिस दूर हो जाती है।
— आधा पाव दही में दो पके केले छीलकर मिला दें और सुबह–शाम सेवन कराएं।
— ईसबगोल की भूसी तीन–तीन माशा ठंडे पानी से दिन में तीन बार लें।
— अधपके बेल के गूदे को पानी में उबालकर छान लें। शहद मिलाकर सुबह–शाम खिलाएं।
— आम की पुरानी गुठली की मींग और सौंफ भुनी हुई दोनों बराबर मात्रा में लें और कूट–छानकर मिश्रण बना लें। छः–छः माशे सुबह–शाम पानी के साथ खाएं।

दस्त (डायरिया) होने पर

छुहारे की गुठली और रसौत घिसकर चाटें।
— बच्चों के दस्त होने पर सेब का रस थोड़ी–थोड़ी देर पर पिलाना चाहिए।
— आमाशय और आंतों के घाव भी सेब का रस पीने से ठीक होते हैं।

— सोंठ व जायफ़ल बराबर मात्रा में पानी में डालकर पीस लें। तीन माशा दवा, एक छटांक जल में रोगी को देने से पतले दस्त और मरोड़ बंद हो जाते हैं। बच्चों को एक चम्मच देना चाहिए।
— धाय के फूल, मजीठ, लोध, मोचरस, अनार का बक्कल—इन्हें समान भाग लेकर चूर्ण बना लें। दो माशे की मात्रा, चावल की धोवन के साथ लें।
— नींबू का रस, पुदीने का रस बराबर मात्रा में व इसका चौथाई अदरक का रस मिलाकर देने से हैजा, उल्टी, दस्त ठीक होते हैं।
— ताल मखाने का चूर्ण 3 माशे लेकर छाछ के साथ खाएं। दही में भुना जीरा, काला नमक तथा सोंठ मिला लें।

अपच

- खाने का सोडा एक माशा दो–तीन घूंट पानी में मिलाकर दें।
- अपचन की स्थिति में बदबूदार डकार आए तो अदरक का रस एक तोला थोड़े से शहद में मिलाकर पिलाएं।
- सौंठ, अजवायन—एक–एक तोला, काला नमक तीन माशे महीन पीसकर दो–दो माशा पानी से खिलाएं।

हिचकी आना, जी मिचलाना

— केले की जड़ के रस में थोड़ी मिश्री मिलाकर पीएं।
— लौंग की पानी में घिसकर गर्म करके पिलाने से जी मिचलाना ठीक हो जाता है।
— राई एक तोला पानी में जोश देकर, छानकर पिलाएं। सभी प्रकार की हिचकी बंद होती है।
— गेरू को आग में भूनकर उसका चूर्ण एक ग्राम लेकर 10 ग्राम शहद मिलाकर चटाएं।
— मोरपंख की राख 3 माशे, एक तोले शहद से चटाने पर हिचकी रुक जाती है।
— बड़ी इलायची पीसकर मिश्री की चाशनी से चाटें।
— हरा पोदीना एक तोले लेकर, उसे एक पाव पानी में पीस लें। थोड़ी मिश्री मिलाकर छान लें। उसे शर्बत की तरह पीएं।
— नारियल की गिरी और मिश्री चबाएं।

हैजा

इसमें उल्टी व दस्त एक साथ होते हैं। किसी खाद्य पदार्थ के संक्रमण से यह रोग होता है। प्रायः गरमियों में इस रोग की प्रचण्डता रहती है।

उपचार

— प्याज, पोदीना, मूली, अरदक का रस एक-एक तोला दें।
— नींबू का बीज, गुलाब अर्क में पीसकर देने से उल्टी और दस्त बंद हो जाते हैं।
— आक की जड़ को उखाड़कर मिट्टी साफ करके उसका छिलका उतारें और बराबर काली मिर्च मिलाकर अदरक के रस में खरल करके चने के बराबर गोलियां बनाएं। एक-एक गोली दो-दो धंटे के बाद दें।
— छोटी इलायची और पोदीना को पानी में जोश देकर ठंडा करके घूंट-घूंट पिलाएं।

विशेष

हैजा, तपेदिक तथा पीलिया जैसे रोगों में रोगी के कपड़े गरम पानी से धोने चाहिए, बर्तनों पर गरम राख डालनी चाहिए, रोगी के मल, खखार को गड्ढे में दबा देना चाहिए।

— नींबू का रस, पुदीना का रस बराबर भाग में व चौथाई मात्रा में अदरक का रस मिलाकर पिलाने से लाभ मिलता है।
— उबले हुए पानी में नमक-चीनी व नींबू का घोल एक गिलास पानी में 4 चम्मच चीनी, ½ चम्मच नमक व एक नींबू निचोड़कर, थोड़ी-थोड़ी देर के अंतर से देना चाहिए।
— पानी में ग्लूकोन सी या ग्लूकोन डी भी दिया जा सकता है।
— कासनी, इलायची के बीज, धनियां, सौंफ, गुलाब के फूल, इनका क्वाथ मिश्री मिलाकर दें।

बवासीर

— बवासीर खूनी हो या बादी, मूली का रस एक कप लें तथा उसमें पिघला हुआ शुद्ध देशी घी छः ग्राम मिला लें। हिलाकर, सुबह-शाम एक-एक चम्मच पीने से लाभ मिलता है।

— एक सफेद मूली को लम्बाई में चीरकर चार टुकड़े करके रात को नमक लगाकर ओस में रख दीजिए। प्रातः निराहार उसे खा लीजिए। इसके बाद गुदा भी मूली के पानी से धोइए।

— यदि खूनी बवासीर हो तो दिन के भोजन के साथ मसूर की दाल खाएं तथा एक गिलास खट्टी छाछ पीएं।

— कब्ज से बचें। चोकर युक्त आटे की रोटियां खाएं और ईसबगोल रात में दो चम्मच दूध अथवा पानी से खाएं।

— खूनी बादी बवासीर के लिए एक हरा करेला, पीपल की दो मुलायम पत्ती तथा एक पाव पानी में पीसकर प्रातः खाली पेट पीएं। 15-20 रोज नियमित सेवन करें।

— खूनी बवासीर के लिए गेंदे के हरे पत्ते 10 ग्राम, काली मिर्च 5 दाने, कूंजा मिश्री 10 ग्राम, 60 ग्राम पानी से रगड़ छानकर 4 दिन तक एक–एक बार पीएं।

— 20 ग्राम रीठे लेकर तवे पर रखकर कसेरी से ढक दें और तवे के नीचे आधा घंटा आग जलाएं। रीठे भस्म हो जाएंगे। ठंडा होने पर कटोरी हटाकर बारीक करके रीठे की भस्म 20 ग्राम, कत्था सफेद 20 ग्राम, कुश्ता फौलाद 3 ग्राम, सबको बारीक करके मिला लें। एक ग्राम सुबह, एक ग्राम शाम को 20 ग्राम मक्खन में रखकर खाएं। गुड़, मीट, शराब, आम व अंगूर न खाएं।

बवासीर का मरहम

सफेद वैसलीन 50 ग्राम, कपूर 6 ग्राम, सल्फाडायजीन की तीन गोली, बोरिक एसिड 6 ग्राम, सबको बारीक करके वैसलीन में मिलाकर रात को सोते समय व प्रातः शौच जाने के बाद रोजाना अंगुली से गुदा के अंदर व बाहर मस्सों पर लगाएं।

— बकायन के बीजों की गिरी और सौंफ दोनों को बराबर लेकर बारीक पीसें और बराबर की खांड मिलाकर तीन माशा सुबह–शाम खाएं। बादी बवासीर में लाभप्रद है।

— प्रातःकाल स्नान से पूर्व एक बड़े टब में गुनगुना पानी करके 15 मिनट तक निर्वस्त्र होकर बैठें। तत्पश्चात् सादा पानी से स्नान कर लें। दो माह नियमित ऐसा करने से सभी प्रकार की बवासीर ठीक होती है।

भूख न लगना व खट्टी डकार—होमियोपैथिक उपचार

भूख न लगने के कारण शरीर दुबला-पतला होता है और कमजोरी रहने लगती है इस कारण शरीर की रोग प्रतिरोधक क्षमता भी कम हो जाती है और शरीर रोग ग्रस्त हो जाता है। इसी प्रकार कभी-कभी किसी विशेष वस्तु को खाने से पेरशानी हो जाती है। किसी वस्तु विशेष से परेशानी होना या भूख न लगने में प्रमुख रूप से निम्न होमियोपैथी औषधियां ली जा सकती हैं-

- **रोटी खाने की इच्छा नहीं—नेट्रम म्यूर 200**, सप्ताह में एक दिन प्रातःकाल 15-15 मिनट के अंतर पर तीन बार व तत्पश्चात अगले दिन से लाइकोपोडियम 30, आठ-दस दिन तक, दिन में तीन बार लें।
- **गोभी से परेशानी होने पर—ब्रायोनिया** 30 में लें, दिन में तीन बार, 2-2 बूंद, सात दिन।
- **मक्खन की इच्छा न होने पर—कार्बोवेज़ 6**, दो-दो बूंद, दिन में तीन बार, सात-आठ दिन।
- **कोल्ड ड्रिंक की इच्छा न होने पर—आर्सेनिक 30**, दिन में तीन बार, दो-दो बूंद, पांच दिन लें।
- **बच्चे अकसर कोई भी चीज़ खाना पसंद नहीं करते, ऐसी स्थिति में—नेट्रमम्यूर 200** में तीन खुराक (एक-एक बूंद, प्रत्येक) 15-15 मिनट के अंतर पर दें। अगले दिन से **कार्बोवेज़ 30** व **नेट्रम कार्ब 30**, दिन में तीन बार, दो-दो बूंद, इसे-बारह दिन तक दें।
- **फलों से परेशानी होने पर—आर्सेनिक 30** व **र्‍यूमेक्स 30**, दिन में तीन बार, दो-दो बूंद, दस दिन तक लें।
- **दूध से परेशानी होने पर—एथूज़ा 30, मैगमूर 30** दिन में तीन बार, सात दिन तक।

- **तले हुए भोजन से परेशानी—पल्सेटिला** 30, दिन में तीन–चार बार, दो–दो बूंद।
- **मसालेदार भोजन से परेशानी—नक्सवोमिका** 200 रात में सोते समय दो बार लें।
- **खाने की बिलकुल इच्छा न होने पर—नक्सवोमिका** 200, रात में सोते समय, दो–दो बूंद तीन बार। अगले दिन से **आर्सेनिक** 30 व **एण्टिम क्रूड** 30 शक्ति में दो–दो बूंद, दिन में तीन बार, पांच–सात दिन तक लें।
- **जीभ पर सफेदी जमी हो तो किसी भी पेट रोग में—एण्टिमक्रूड** 30 शक्ति में लें।
- **खट्टी डकारें आने पर—पल्सेटिला** 200 की दो खुराक प्रातःकाल 15-15 मिनट पर। अगले दिन से **नेट्रमकार्ब** 30 व **रोबिनिया** 30 दिन में चार बार दो–दो बूंद, तीन दिन में लें। **फॉस्फोरस** 30 भी ले सकते हैं।

लिवर की सूजन व कब्ज की यौगिक चिकित्सा

लिवर की सूजन

यदि लिवर (यकृत) में सूजन है तो आपको कोई भी आसन या व्यायाम नहीं करना है अन्यथा सूजन और बढ़ जायेगी। यह नियम केवल लीवर के लिए ही नहीं है बल्कि सूजनग्रस्त सभी अंगों के लिए है। जैसे चोट लग जाने पर यदि पैर में सूजन आ गयी है तो यदि पैर का व्यायाम किया जाय तो सूजन और बढ़ जाती है। इसी प्रकार से आंतों में सूजन होने से आंतों पर दबाव या तनाव वाले आसन या व्यायाम करने से सूजन और बढ़ जाती है। इसी प्रकार स्पांडिलाइटिस में व्यायाम करने से कष्ट और बढ़ जाता है इत्यादि। हां, प्रातः खुली वायु में धीरे-धीरे टहलना लाभकारी होगा। चूंकि भोजन के पाचन में यकृत का विशेष कार्य होता है इसलिए लीवर की सूजन को समाप्त करने के लिए कम-से-कम दस दिन और अधिक-से-अधिक चालीस दिन के लिए रोटी, चावल दाल और दूध, घी भी बिलकुल बन्द करना होगा। अर्थात् प्रातः नाश्ते में सब्जी का सूप या रसीले फल का रस अथवा मट्ठे का सेवन करें। दोपहर में सादी रीति से बनी हरी तरकारी या फल खायें। तीसरे प्रहर प्रातः की तरह जलपान लें। और रात्रि में फल या हरी तरकारी लें। प्रारम्भ में चार-पांच दिन ऐसा करने से कुछ कमजोरी-सी, कुछ बेचैनी-सी या कुछ अटपटा-सा लगेगा लेकिन बाद में बड़ा अच्छा लगेगा।

मेरा अनेक रोगियों पर सफल प्रयोग है कि लम्बे समय तक अन्न और अन्न से बनी चीजों का पूर्ण लाभ न होने तक सेवन न किया जाय तो सूजन चाहे लीवर की हो, चाहे प्लीहा की हो अथवा पेट के किसी

अन्य स्थान की हो, सूप, जूस, सब्जी और फल के सेवन से निश्चित ठीक हो जाती है। शीघ्र लाभ के लिए अमरौली चिकित्सा के अन्तर्गत पचास ग्राम ताजा गौमूत्र सुबह और पचास ग्राम शाम को पीयें। यदि सुबह शाम तीन चक्र में पांच मिनट गरम, दो मिनट ठण्डे पानी की थैली का सेंक करें तो और शीघ्र लाभ होगा। गौमूत्र तथा सेंक के अभाव में पचास-पचास ग्राम चुम्बकीय जल पीयें और एक से दो घंटे तक यकृत को कवर करते हुए चुम्बकीय बेल्ट बांधें।

कब्ज़

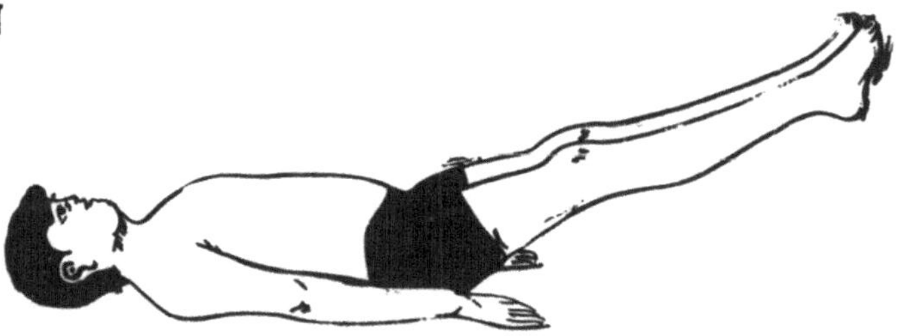

कब्ज होने पर दवा खाकर पेट साफ करना कब्ज की सही चिकित्सा नहीं है। बल्कि दस्तावर या जुलाबी औषधियों से कब्ज तोड़ने से न केवल स्थायी कब्ज रहने लगता है। कब्ज होने पर कब्ज तोड़ने का श्रेष्ठ उपाय गणेश क्रिया या वस्ति क्रिया या गुनगुने पानी का एनिमा लेना है। निर्बल आंतों को ताकतवर बनाने के लिए उत्तानपाद आसन (चित्र-1) पवन मुक्त आसन, (चित्र-2) किंग एक्सरसाइज (चित्र-3) एवं क्वीन एक्सरसाइज (चित्र-4), नौकासन (चित्र-5) सुबह-शाम खाली पेट अथवा शौच के पूर्व

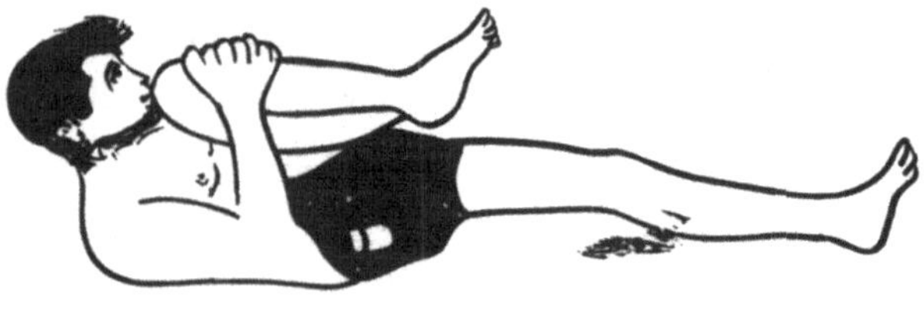

अवश्य करें किन्तु यदि आतों में सूजन हो तो कुछ दिन पहले आसन न करें। प्रातःकाल दो-चार किलोमीटर मैदान में अथवा अपनी छत पर टहलें। यदि टहलने की सुविधा न हो तो नाभि के नीचे वाले चौड़े हिस्से में, जिसे पेड़ू कहते है आधा घंटे मिट्टी को पट्टी चढ़ायें अथवा गर्म-ठंडे पानी के तीन चक्र सेंकें।

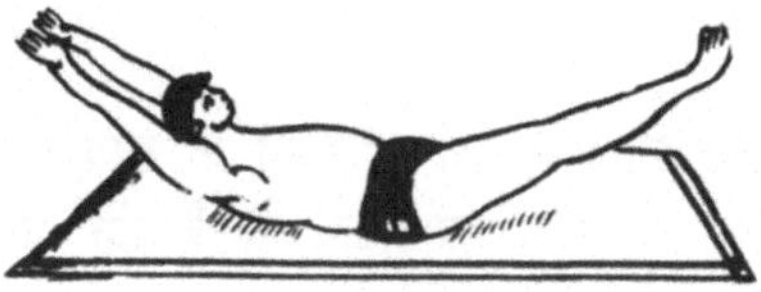

वास्तव में कब्ज की सही चिकित्सा भोजन सुधार ही है इसलिए यदि कब्ज से स्थायी रूप से छुटकारा पाना चाहते हों तो पर्याप्त मात्रा में चोकर पड़े आटे की रोटी एवं छिलके युक्त दालें एवं खूब हरी-सब्जियां लें। किन्तु अन्न की मात्रा सुबह शाम या दोपहर रात्रि के अलावा न लें। प्रातः एवं तीसरे पहर के जलपान में एक बार सूप या जूस अथवा मट्ठा लें तो दूसरी बार में मौसम के फल लें जैसें अमरूद, गाजर, पालक, अंजीर, पपीता आदि में फल कब्ज दूर करने में बहुत सहायता करते हैं। अजीर्ण एवं मंदाग्नि कभी न होने दें। इसके लिए जरूरी है कि कभी भी बिना भूख के और कम भूख में न खायें। जो खायें खूब धीरे-धीरे और चबा-चबाकर खायें।

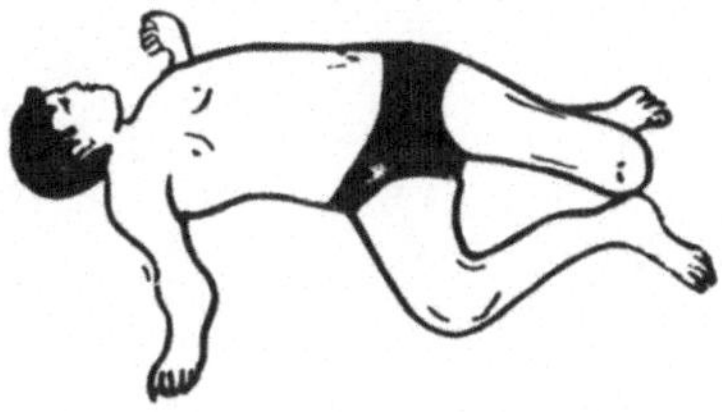

हां! कभी भी भरपेट न खायें। भरपेट खाने से कब्ज नहीं टूटता। सप्ताह में एक दिन, दिनभर चार-पांच बार नींबू शहद का शर्बत पीयें और शाम को आधा पेट भोजन करें। इस प्रकार के प्राकृतिक नियमों के पालन से कब्ज नहीं रहता और आतें ताकतवर बनी रहती हैं।

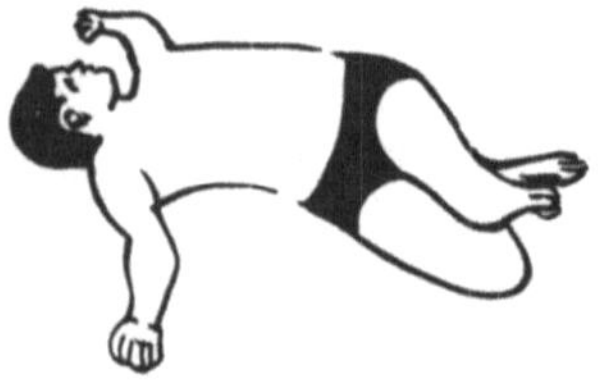

प्रारम्भ में शीघ्र लाभ के लिए भोजन के बाद एक कच्ची छोटी हरड़ चूसें। कब्ज का एक प्रमुख कारण यह भी है कि लोग रात में देर तक जागते हैं और देर तक सोते रहते हैं। प्रातः सूर्य उगने के एक–दो घंटे पहले बिस्तर छोड़ देने वालों को प्रायः कभी कब्ज नहीं रहता। इसके अतिरिक्त टट्टी पेशाब के वेग का जब भी अनुभव हो तुरंत निवृत्त होने से कभी पेट खराब नहीं होता।

आंतों को शक्तिशाली बनाने के लिए आसन

यह बात बिलकुल सच है कि आंतों को शक्तिशाली बनाने के लिए नियमित रूप से उदर शक्ति विकासक यौगिक आसनों का अभ्यास ही एक मात्र सही उपाय है। आपके आसपास कोई निकट में योग केन्द्र नहीं है इसलिए परेशान होने की आवश्यकता नहीं है। किसी अच्छे लेखक की अपने निकट के मैगजीन विक्रेता से कोई योगासन की किताब खरीद लें और उस पुस्तक के माध्यम से निम्नलिखित आसनों का अभ्यास करें :

1. एक पाद उत्थान आसन तीन–तीन बार।
2. द्विपाद उत्थान आसन तीन बार।
3. एक पाद उदर पवन मुक्त आसन तीन–तीन बार।
4. द्विपाद उदर पवन मुक्त आसन तीन बार।
5. किंग एक्सरसाइज (श्वास भरकर) पच्चीस–पच्चीस बार।
6. क्वीन एक्सरसाइज (श्वास भरकर) पच्चीस–पच्चीस बार।
7. प्रिंस एक्सरसाइज (हंसते हुए) पच्चीस–पच्चीस बार!
8. नौलि क्रिया (दक्षिण–बाम) पांच मिनट।
9. शव आसन (विश्राम हेतु)।
10. स्वीकृति (आटोसजेशन) शव आसन की गहरी अवस्था में अनुभव करें–

मैं ईश्वर के प्यार में तनाव रहित होकर शान्ति का अनुभव करता हूं और ईश्वर की शक्तिशाली बनाने वाली किरणें मेरी आंतों में प्रवेश करती हैं और मेरी आंतें शक्तिशाली हो जाती हैं। ओऽम् शक्ति। ओऽम् शक्ति। ओऽम् शक्ति।

सावधान! चाय भी नुकसानदायक है

यह चौंकने का विषय नहीं है, हकीकत है। क्षणिक शारीरिक चुस्ती-फुर्ती के लिए चाय की चुस्कियों के आदी हो जाने वालों! सावधान हो जाइए, क्योंकि चाय के रूप में आप एक मीठे जहर का पान कर रहे हैं।

शहरों में मेहमाननवाजी का सस्ता व सुलभ साधन बनती जा रही चाय की चपेट में गांव में रहने वाले भी आ गए हैं। बुजुर्गों द्वारा अंग्रेजों की देन कही जाने वाली इस चाय की बुरी लत ने करोड़ों भारतीयों को अपने वश में कर लिया है। चाय के पियक्कड़ों व तलबगीरों को समय पर इसकी उपस्थिति न होना प्रतिदिन सैकड़ों परिवारों में कलह का कारण बनती है। बहुत कम चाय के शौकीन मिजाज व्यक्तियों को इस बात की जानकारी है कि चाय में दस मीठे विष होते हैं, जो चाय के मीठे घूंटों के सहारे शरीर की धमनियों में प्रवेश करके शराब की तरह व्यक्ति के शरीर को खोखला कर देते हैं।

चाय पर किए गये परीक्षणों से पता चलता है कि इनमें निम्न दस विष होते हैं, जो कि शरीर को धीरे-धीरे कुप्रभावित करते रहते हैं—

टेनिन 10 प्रतिशत—यह पेट में घाव व गैस पैदा करता है।

थीन 3 प्रतिशत—शरीर व फेफड़ों में खुश्की व दिमाग में भारीपन पैदा करता है।

कैफीन 2.75 प्रतिशत—कैफीन की उपस्थिति से शरीर में तेजाब बनता है जो कि गुर्दों को कमजोर करता है।

वोलेटाइल—इससे सिरदर्द, गठिया व अनिद्रा की उत्पत्ति होती है तथा यह आंखों के लिए भी हानिकारक है।

कारबोलिक एसिड—इससे एसिडिटी बनती है, जो शीघ्र ही बुढ़ापे को आमंत्रित करती है यानी शरीर में कारबोलिक एसिड की उपस्थिति से व्यक्ति जल्दी बूढ़ा हो जाता है।

पैमीन—पाचन-शक्ति कम करता है। अत्यधिक मात्रा में चाय का सेवन करने वालों की भूख में कमी पैमीन की शरीर में उपस्थिति होने के कारण होती है।

ऐरोमोलिक—आंतों में खुश्की पैदा करता है।

साइनोजोन—इसकी उपस्थिति से 'लकवा' होने की संभावना बढ़ जाती है तथा अनिद्रा रोग में भी बढ़ोत्तरी होती है।

आक्जेलिक एसिड—दिन भर में एक व्यक्ति के शरीर से जितना यह एसिड निकलता है। उससे चार गुना एक प्याला चाय से मिलता है।

स्टिनावल—रक्त विकार व वीर्य पतला हो जाता है, जिससे नपुसंकता पैदा होती है।

अब तो आप मान गए न कि यह चाय किस प्रकार से मीठा विष है और भीतर-ही-भीतर आपके स्वस्थ शरीर को रोगों का घर बना रही है।

लत कैसे छुड़ायें

यह भी एक विचारणीय प्रश्न है कि इस बुरी लत से कैसे छुटकारा पायें? इस बुरी लत के आदी लोगों को चाहिए कि वे अपने घर-परिवार, दफ्तर व चिर-परिचितों के यहां चाय बनाने वालों को कम चाय की पत्ती डालने का निर्देश दें, ताकि भविष्य में धीरे-धीरे आप कम चाय की पत्ती व अधिक दूध की मात्रा वाली चाय पीने की आदत डाल सकें।

हो सके तो चाय में शक्कर की मात्रा कम करनी चाहिए तथा चाय की पत्ती की जगह तुलसी के पत्तों का इस्तेमाल करना चाहिए।

जब कभी आपको चाय की तलब हो इलायची या लौंग मुंह में डाल लीजिए और यदि बगैर चाय की चुस्की के काम न चले तो कम चाय की पत्ती व अधिक दूध की चाय लेने की आदत डालिए। धीरे-धीरे आप इस तरह चाय की बुरी लत से छुटकारा पा सकते हैं।

पेट के लिए लाभदायक मसाले

लौंग

गुण–यह कड़वी, चरपरी, हल्की, नेत्रों को हितकारी, शीतल, दीपन, पाचन, रुचिकारी तथा कफ–पित्त, रक्त विकार, प्यास, वमन, आध्मान, शूल, कास, श्वास, हिचकी और क्षय को नष्ट करने वाली है। यह दर्द को शीघ्र नष्ट करने वाली है।

परिचय–लौंग से सभी परिचित हैं। इसके रासायनिक संगठन का विवरण इस प्रकार है—इसमें आर्द्रता 25.2, प्रोटीन 5.2, वसा 8.9, रेशा 9.5, कार्बोहाइड्रेट 46.0, खनिज द्रव्य 5.2, कैल्शियम 740, फास्फोरस 100, लौह 4.9 मि.ग्रा. प्रति 100 ग्राम होते हैं। आयोडीन 50.7 ग्रा. प्रति 100 ग्राम होता है। विटामिनों में कैरोटिन 253 मि.ग्रा., थायमिन 0.08 मि.ग्रा., रिबोफ्लेविन 0.13 मि.ग्रा., निकोटिनिक एसिड 1.51 मि.ग्रा. प्रति 100 ग्राम और टेनिन 13 प्रतिशत होता है। लौंग के वृक्ष के फूल में जो कलियां होती हैं वे ही सूख कर संकुचित हो जाती हैं और इन्हें हम लौंग कहते हैं। यह जंजीबार और मलक्का द्वीप पर मुख्य रूप से पैदा होती है। भारत में दक्षिण भारत के तटीय भाग में होती है।

उपयोग–रसोई में इसका उपयोग गरम मसाले में किया जाता है। पुलाव, मीठे चावल और बघार में उपयोग किया जाता है। पान में या स्वागत–सत्कार में सौंफ–सुपारी के साथ इसे प्रस्तुत किया जाता है। घरेलू इलाज के रूप में भी, कुछ व्याधियों को दूर करने के लिए इसका प्रयोग लाभप्रद होता है।

घरेलू चिकित्सा के रूप में प्रयोग करने योग्य कुछ उपाय प्रस्तुत हैं—

दर्द–इसके तेल की फुरेरी दांत के कोठर में रखने से दांत का दर्द

मिटता है। लौंग मुंह में रख कर चूसने से भी दांत, मसूढ़ों व गले के दर्द में आराम होता है। इसे पानी में पीस कर माथे पर लेप करने से या इसका तैल 5-6 बूंद बराबर मात्रा में नारियल तेल या घी में मिला कर माथे पर लगाने से सिर दर्द में आराम होता है।

जी मिचलाना–3-4 लौंग पीस कर एक कप पानी में डालकर उबालें। इसे छानकर पीने व 1 लौंग मुंह में रख कर चूसने से जी मिचलाना बन्द होता है। पेट का अफारा मिटता है। प्यास मिटती है। उल्टियां बन्द होती हैं।

विभिन्न उपयोग–4-5 लौंग पीस कर रख ले। इसे 3 खुराक में शहद या चाशनी में मिला कर गर्भवती स्त्री को चटाने से जी मचलाना, मतली व उल्टी होना बन्द होता है। लौंग को भून कर मुंह में रख कर चूसने या पीस कर शहद में मिला कर चाटने से खांसी में आराम होता है। इसे अनार के छिलकों के साथ समान मात्रा में मिला कर पीस कर शहद के साथ चाटने से भी खांसी में आराम होता है। इसे पानी में घिस कर लगाने से आंखों की पलकों पर होने वाली फुंसी (गुहेरी) बैठ जाती है। इसे मुंह में रख कर चूसने से मुख और सांस की दुर्गन्ध मिटती है। भोजन के बाद 1-2 लौंग चूसने से पाचन ठीक होता है और कब्ज़ नहीं होता। पेट की जलन दूर होती है।

पोदीना

गुण–यह रुचिकर, सुगन्धित, भारी, स्वादिष्ट, उष्ण वीर्य, हृदय को बल देने वाला, मल मूत्र रोधक है। वात कफ शामक, तीखा रूखा और कफ, कास व मद दूर करने वाला, अग्निमांद्य, हैज़ा, संग्रहणी, अतिसार, जीर्ण ज्वर और कृमियों का नाश करने वाला है। इसका सेवन करने से अजीर्ण, अफारा और उदर शूल आदि नष्ट होते हैं।

परिचय–हरे धनिए (कोथमीर), जैसा ज़रा बड़े कड़क और खुरदुरे पत्तों वाला पोदीना खुशबूदार और तीखे स्वाद का होता है। इसका प्रयोग चटनी बनाने में विशेष तौर पर किया जाता है। भारत में सर्वत्र पाया जाने वाला पोदीना सभी के लिए सुपरिचित है।

उपयोग—इसके पत्ते, पत्तों का रस, पत्तों का अर्क और इसके तैल को उपयोग में लिया जाता है। कुछ घरेलू उपयोग प्रस्तुत हैं—इसके पत्ते चबाने या पत्तों का रस पानी में घोल कर कुल्ले करने से मुख की दुर्गन्ध

नष्ट होती है। अंजीर के साथ इसके पत्ते खाने से सीने में जमा कफ निकल जाता है और हिचकी आना बन्द होती है। पेट की खराबी से जी मिचलाना, उल्टी जैसा जी होना और बेचैनी होना आदि ठीक करने के लिए पोदीने का आधा चम्मच रस एक कप पानी में घोल कर पीना लाभदायक होता है। इसको पीस कर इसकी लुगदी घाव पर लगाने से घाव ठीक होता है। विषैले कीड़े के काटे हुए स्थान पर इसका लेप लगाने से आराम होता है। पोदीना और मुनक्का शाम को पानी में गला दें। सुबह मसल छान कर पीने से उदर विकार, अपच और मन्दाग्नि में लाभ होता है। बुखार में यह प्रयोग बहुत उपयोगी है। इसके रस की 2 बूंद कान में टपकाने से कान का दर्द ठीक होता है। थोड़ी सी शराब (ब्रांडी) में पोदीने के पत्ते पीस कर लगाने से त्वचा व चेहरे के दाग, धब्बे मिटते हैं और त्वचा का वर्ण उज्ज्वल होता है। इसकी एक किस्म मेन्थापिपरेटा से पीपरमेन्ट बनाया जाता है।

हींग

हींग का प्रयोग गैस नाश करने में बहुत हितकारी है। काला नमक व हींग चाटने से पेट में वायु का गोला बनना बंद हो जाता है। आजकल डाबर की हींगोली भी आने लगी है जो वायुविकार में लाभप्रद रहती है। हींग में हीरा हींग व कस्तूरी हींग अधिक गुणकारी होती है।

अजवायन

अजवायन को कौन नहीं जानता? अजवायन के विषय में कहा गया है—एका यमानी शतमन्नपाचिका-अर्थात् अकेली अजवायन ही सौ प्रकार के अन्न पचाने वाली होती है। भाव प्रकाश निघण्टु में लिखा है-

यवानी पाचनी रुच्या तीक्ष्णोष्णा कटुका लघुः।
दीपनी तथा तिक्ता पित्तला शुक्र हृत्॥
वात श्लेष्मोदरानाह गुल्म प्लीहा कृमि प्रणुत्।

गुण—यह पाचक, रुचिकर, तीक्ष्ण, गरम, चरपरी, कड़वी, हलकी, अग्नि प्रदीप्त करने वाली, तिक्त, पित्तकारक तथा वीर्य, शूल, वात, कफ, उदर, आनाह, गुल्म, प्लीहा तथा कृमि-इनका नाश करने वाली है। यह उष्णवीर्य होती है अतः गर्म प्रकृति वालों के लिए हानिकारक होती है।

सिर्फ़ औषधि के रूप में उचित मात्रा के अनुसार लेने पर हानि नहीं करती।

परिचय–इसको सारे भारतवासी जानते हैं इसलिए परिचय देने की आवश्यकता नहीं। इसकी खेती सारे देश में होती है। एक अलग प्रकार की अजवायन और भी होती है जिसे खुरासानी अजवायन कहते हैं। यहां हम सिर्फ़ अजवायन के ही विषय में चर्चा कर रहे हैं।

उपयोग–अजवायन का उपयोग औषधि के रूप में, मुख्यतः उदर एवं पाचन से सम्बन्धित विकारों तथा वात व्याधियों को दूर करने में, बहुत गुणकारी होता है। **इसमें लाल मिर्च की तेज़ी, चिरायते की तिक्तता, राई की कटुता तथा हींग और लहसुन की वातनाशक विशेष गुणवत्ता होती है अतः यह गुणों का भण्डार** है। यह उदरशूल, गैस, वायु गोला, पेट फूलना, वात प्रकोप आदि व्याधियों को दूर करने के लिए शर्तिया लाभकारी है।

अजवाइन के सत्त को 'अजवायन के फूल' और अंग्रेजी में थायमोल कहते हैं।

अंकुरित अनाज लाभदायक

अंकुरित अनाज एक अति उपयोगी व सुस्वादु भोजन है। मंहगे फलों के स्थान पर इनका उपयोग किया जा सकता है। इनसे बहुमूल्य चिकनाई भी प्राप्त की जा सकती है जो अधिकांश फलों में नहीं होती।

अंकुरित अनाजों व फलों में बहुत समानता है। अंतर सिर्फ मूल्य का है। मंहगे फलों में पाए जाने वाले महत्त्वपूर्ण पोषक तत्त्व, जैसे एमिनो एसिड, खनिज लवण, विटामिन व सैल्यूलोज वाले पदार्थ अंकुरित अनाजों से बहुत थोड़े मूल्य में मिल जाते हैं। केला, आम, पपीता, आड़ू आदि को शीघ्रता से पकाने के लिए रासायनिक पदार्थों का प्रयोग किया जाता है जिससे कि उनके वे प्राकृतिक पौष्टिक तत्त्व कम रह जाते हैं जिनसे उनके पकने की प्रक्रिया में मदद मिलती है। सेब व संतरों पर अत्यधिक कीटनाशकों का प्रयोग होता है जो अंततः खाने वाले के पेट में ही पहुंचते हैं।

आदर्श आहार प्राप्त करने के लिए फलों और अंकुरित अनाजों का उचित अनुपात में प्रयोग करना चाहिए। कुछ घंटों तक भिगोकर रखे गए अनाजों की तुलना में अंकुरित अनाज बेहतर होता है क्योंकि जब अंकुर निकल आते हैं तब उनमें सर्वाधिक मात्रा में शरीर को स्वीकार्य पोषक तत्त्व बन जाते हैं जो बाद में जड़ों के निर्माण करने में खर्च हो जाते हैं। अंकुरण की प्रक्रिया तब शुरू होती है जब बीज में एन्जाइम विकसित होते हैं। ये एन्जाइम प्रोटीन को एमिनो एसिड में व कार्बोहाइड्रेट को सुपाच्य शर्करा में व चिकनाई को उसके सुपाच्य रूप में बदल देते हैं। इसके अलावा भी कुछ महत्त्वपूर्ण पोषक तत्त्व बनते हैं, जैसे पानी में घुलनशील विटामिन। विटामिन 'ए' व 'ई' भी काफी बढ़ जाते हैं। यदि अनाजों का अंकुरण प्रकाश में किया जाए तो विटामिन 'के' भी

बढ़ जाता है, जो खून जमाने के लिए आवश्यक है व जिगर की कार्यक्षमता बढ़ाने में सहयोगी है।

बंगाली चना, हरा चना, मसूर, मूंग, गेहूं, सोयाबीन, मटर व मूंगफली अंकुरित होने पर बहुत स्वादिष्ट लगते हैं। अनाज को अंकुरित करते समय निम्न बातों का ध्यान रखें :

(क) टूटे हुए दानों का प्रयोग न करें।

(ख) पहले अनाज को अच्छी तरह धो लें, तब पानी में भिगोएं।

(ग) अनाज के आयतन से दुगने पानी का प्रयोग करें।

कुछ घंटे भिगोने के बाद अगला कदम है पानी को निकालना व अनाज को सूती कपड़े में बांध कर रसोई में लटकाना। कपड़ा झीना बुना होना चाहिए इस कपड़े पर बीच–बीच में पानी छिड़कते रहें ताकि आवश्यक नमी बनी रहे। सर्दियों की तुलना में गर्मी में कई बार पानी छिड़कना पड़ता है। कम नमी से अंकुर कमजोर रह जाते हैं या मर जाते हैं।

अंकुरण के दौरान बीच–बीच में निरीक्षण करना चाहिए व सड़ने वाले दानों को निकाल देना चाहिए अन्यथा वे स्वस्थ दानों को भी खराब कर सकते हैं। यद्यपि अंकुरित अनाज को रैफ्रिजरेटर में तीन–चार दिन तक रखा जा सकता है पर जहां तक हो सके उनका उपयोग ताजे रूप में ही करना चाहिए।

अंकुरित अनाज खाने का सर्वोत्तम समय नाश्ते का है। उनके साथ कुछ और नहीं खाना चाहिए। कई तरह के अनाज मिला कर लेना संभवतः आदर्श तरीका है क्योंकि इस तरह एक अनाज में अनुपलब्ध पोषक तत्त्व दूसरे अनाज से मिल जाते हैं व संतुलन बन जाता है। अंकुरित सीरियल (गेहूं वावल आदि) में 'लाइजीन' नामक एमिनो एसिड की कमी होती है जबकि चने व दालों में वह खूब होती है पर उनमें 'मेन्थियोनीन' की कमी होती है। सबसे जरूरी बात यह है कि अंकुरित खाना कच्चा ही खाना चाहिए। उनमें बारीक काट कर प्याज, टमाटर, हरी मिर्च, गाजर, गोभी, खीरा, मूली, धनिए की पत्ती, चुकन्दर आदि भी ऊपर से मिला कर स्वाद बढ़ाया जा सकता है।

अंकुरित अनाज को खूब चबा कर खाना चाहिए। ताकि उसकी पूरी पोषण क्षमता का उपयोग किया जा सके। मुंह की लार में पाया जाने वाला पाचक रस (सैलाइवा) अंकुरित अनाज को ज्यादा सुपाच्य

रूप में परिवर्तित करने में मदद करता है। इसके अतिरिक्त चबा कर खाने से भोजन का स्वाद बढ़ जाता है। पकाए हुए अंकुरित अनाज स्वास्थ्यवर्धक व स्वादिष्ट होते हैं। अंकुरित गेहूं व बंगाली चने का आटा बहुत से रोगों में लाभकारी है।

यदि आप अपने भोजन में पोषक तत्त्व बढ़ाने के इच्छुक हैं या ज्यादा पोषक वैकल्पिक भोजन की तलाश में हैं या सिर्फ कुछ नया मजेदार व्यंजन चाहते हैं तो किराने की दुकान से मनपसंद अनाज लें, उनको अंकुरित करने में थोड़ा समय खर्च करें और अपनी कल्पना-शक्ति का सदुपयोग करें-जल्दी ही आप में भी स्वास्थ्य व उर्जा अंकुरित होने लगेगी।

प्रातःकाल पानी पीने के लाभ अनेक

नई तथा पुरानी अनेक घातक बीमारियां दूर करने का एकमात्र उपाय प्रातःकाल पानी पीना है।

प्रभातकाल में सूर्योदय से पूर्व उठकर, बिना मुंह धोए, बिना मंजन–ब्रुश किए, प्रतिदिन करीब सवा लीटर (चार बड़े गिलास) रात का रखा हुआ पानी पी लें। तांबे के बर्तन में रखा पानी और भी अधिक उपयोगी होता है।

पानी पीने के बाद मुंह धो सकते हैं, ब्रुश कर सकते हैं किंतु एक घंटे बाद तक कुछ भी न खाएं–पीएं।

खाने के साथ भी पानी कम ही पीएं या बिलकुल न पीएं। खाने के साथ अधिक मात्रा में पीया गया जल आमाशयिक रसों की भोजन पर होने वाली क्रियाओं को असंतुलित कर देता है। इस कारण भोजन का ठीक से पाचन नहीं हो पाता और शरीर में रोग पनपने लगते हैं। अपच, कब्ज़ व भूख न लगना जैसी बीमारियां लग जाती हैं। भोजन–नाश्ता करने के दो घंटे बाद ही पानी पीना हितकर रहता है।

बीमारी या बहुत ही नाजुक प्रवृत्ति के लोग एक साथ चार गिलास पानी न पी सकें तो पहले वे एक–दो गिलास से आरम्भ करके धीरे–धीरे बढ़ाकर चार गिलास पर आ जाएं, फिर नियमित रूप से चार गिलास पानी पीते रहें।

जो लोग प्रातःकाल शौच के समय अथवा कुछ भी खाने–पीने के बाद पान मसाला, तम्बाकू, बीड़ी, सिगरेट, गांजा, शराब आदि विषैली वस्तुओं का सेवन करते हैं, उनके मलावरोध (कब्ज़) को दूर करने के लिए प्रातःकाल का जल–सेवन अत्यंत उपयोगी है।

ऐसे विषैले पदार्थों की तलब (इच्छा) लगने पर नींबू रस व नमक मिलाकर सेंके गए अजवाइन और सौंफ को लेने से उपर्युक्त दोष दूर होते हैं। ऐसे दोषों से मुक्ति पाने में व मुखबास दूर करने में हरड़ भी उपयोगी रहती है।

प्रातःकाल सूर्योदय के बाद नीम व तुलसी के पांच–पांच पत्ते प्रतिदिन चबाकर ऊपर से थोड़ा पानी पीने पर कैंसर जैसे खतरनाक रोगों से बचा जा सकता है।

नियमित रूप से प्रातःकाल जल सेवन करने से निम्नलिखित नई पुरानी तथा अन्य बीमारियों में लाभ मिलता है।

त्वचा पर झुर्रियां, सिरदर्द, लकवा (पेरेलिसिस), मोटापा, उच्च रक्तचाप, हृदय रोग, मूर्च्छा आना, निम्न रक्तचाप, कफ, खांसी, दमा, तपेदिक (टी.बी.), मधुमेह, (डायबिटीज़), पथरी व अन्य गुर्दा रोग, धातु स्राव, स्त्रियों की मासिक व प्रदर सम्बंधी समस्त बीमारियां, गर्भाशय कैंसर, अन्य स्थानों का कैंसर, एसिडिटी, कब्ज़, अपच, भूख न लगना, शारीरिक व मानसिक विकास में कमी, बवासीर, शरीर पर सूजन, विभिन्न प्रकार के बुखार, कील–मुंहासे, फुंसी–फोड़े, वात–पित–कफ जन्य अधिकांश रोग, जोड़ों का दर्द व गठिया आदि अनेक रोगों में प्रातःकाल, नियमित रूप से जल पीने पर लाभ मिलता है।

पेट व गुर्दों की सम्पूर्ण सफाई हो जाती है और शरीर का सारा मल व विषैले पदार्थ मल–मूत्र व पसीने द्वारा बाहर निकल जाते हैं। शरीर में स्फूर्ति भर जाती है और शरीर कांतिमय बनता है। प्रातःकाल गुनगुने पानी में एक नींबू व शहद (एक चम्मच) मिलाकर लेने से मोटापा दूर होता है और चेहरे पर निखार आ जाता है।

❑❑❑